Die neue

Rückenschule

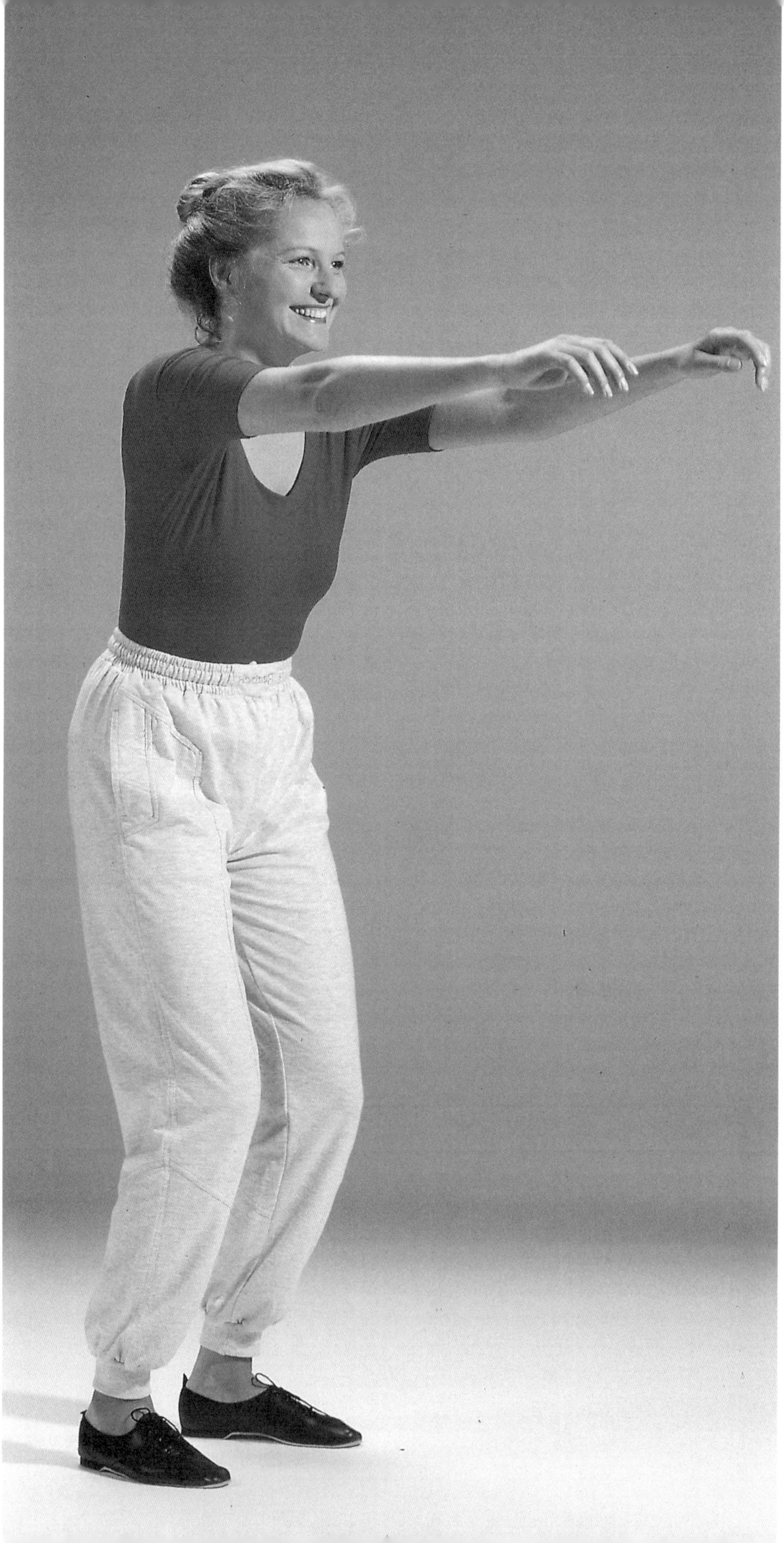

Klaus Haak

Die neue Rückenschule

Alles, was Ihrem Rücken gut tut:
Dehnung, Kräftigung und Entspannung

Alltagssituationen rückenschonend
gestalten: Beruf, Haushalt und Freizeit

FALKEN

Im FALKEN Verlag sind zahlreiche Titel zum Themenbereich „Rückenschmerzen" erschienen. Sie erhalten sie überall, wo es Bücher gibt.

ISBN 3 8068 2146 1

Umschlaggestaltung: Elisabeth Berthauer
Nachauflagenredaktion: Elly Lämmlen
Titelbild: Studio Seekamp, Bremen
Foto Umschlagrückseite: Studio Seekamp, Bremen
Fotos: Studio Seekamp, Bremen
Zeichnungen: Gerhard Scholz, Dornburg

Satz: Libro, Kriftel bei Frankfurt
Druck: Auer, Donauwörth

013100595X817 2635 4453 6271

Inhaltsverzeichnis

Warum „neue Rückenschule"?

Als Ende der 80er Jahre Rückenschulen als Antwort auf die alarmierenden Rückenkrankheitszahlen wie Pilze aus dem Boden schossen, kam der Hauptimpuls dazu von den Sporthochschulen. Die lieferten nicht nur eine ihnen gemäße Theorie zu den epidemiehaften Schmerzen: Überlastung der Rückenstrukturen (Wirbelknochen, Muskeln, Bänder) durch falsche Haltungen und Bewegungsarmut. Sie entwickelten auch ihrem Modell entsprechende vorwiegend mechanische Trainingskonzepte und schickten damit ihre für den Schulbedarf zuviel ausgebildeten Sportlehrer als Rückenschultrainer auf den Gesundheitsmarkt.

Nach gut 10 Jahren Rückenschulbewegung ist die Ernüchterung groß: „Vergebliche Leibesmüh" werden die Ergebnisse großer repräsentativer Studien betitelt, die ergaben, daß selbst durch langjähriges Rückentraining zum Beispiel in großen amerikanischen Betrieben die Fehlzeiten wegen Rückenschmerzen nicht zurückgegangen waren. „Neue" Erkenntnis: bei allen Rückenleiden sind psychischer, emotionaler Streß und „Entfremdung" im allgemeinen ungleich bedeutender als die ergonomischen und materiellen Bedingungen am Arbeitsplatz.

Genau davon ist, wie Sie sich überzeugen können, die Rückenschule der BREMER GESUNDHEITSWERKSTATT bereits 1992 ausgegangen, in ihrer Fernsehserie und dem aus ihr hervorgegangenen FALKEN Video wie im vorliegenden Buch.

Wenn es das (schlecht gelebte) Leben ist, das in Rückenschmerzen um Hilfe schreit, wie auch Annelie Keil in ihrem Vorwort zur 1. Auflage darlegte, ist klar, daß diese Hilfe nicht allein von Muskelübungen und Haltungskorrekturen zu erwarten ist. „Neu" ist an der Rückenschule der BREMER GESUNDHEITSWERKSTATT deshalb, daß sie vorschlägt, die täglichen „Rückenverkrümmungen" zunächst als

Ausdruck spezifischer Lebenssituationen wahrzunehmen, statt zu verdrängen, um mit einer (körperlichen) Haltungsveränderung auch eine bewußte Lebensveränderung anzugehen. Genauso werden die Kräftigungsübungen zugleich als ausgezeichnete Gelegenheit vorgestellt, aus der Art und Weise ihrer Ausführung mehr über sich selbst zu erfahren (und zu verändern).
Die Entspannungsempfehlungen schließlich zielen auf weit mehr als was schon die „alten" Rückenschulen am Ende ihrer Übungsstunde vorsahen, Entspannung als Erholung der zur Kräftigung zuvor zusammengezogenen Muskulatur. Das „Credo" der BREMER GESUNDHEITSWERKSTATT lautet: Unsere Zeit ist im allgemeinen viel zu hektisch und oberflächlich, als daß sich Selbsterkenntnis und Veränderungsarbeit mit dem „Normalbewußtsein" realisieren ließen. Wir brauchen Entspannungsübungen und -zeiten, damit wir durch erhöhte Konzentration mit unserem tieferen Selbst, unseren Gefühlen, Bedürfnissen und Kräften der Veränderung überhaupt wieder in Berührung kommen.
Damit Sie persönlich mit diesem Rückenschulbuch nachhaltige Veränderungen bei sich selbst bewirken (der Rücken oder auch andere Körperregionen nicht mehr mit Schmerzen um Hilfe schreien müssen), empfehle ich Ihnen sehr, eine Entspannungsmethode wie das *Autogene Training* oder die *Progressive Muskelentspannung* zu erlernen. Sie erhöhen die Konzentrationsfähigkeit, die Wachheit und Lebendigkeit, damit die Nähe zu sich selbst. Dies neben vielen anderen positiven gesundheitlichen Wirkungen wie zum Beispiel die Stärkung der Abwehrkräfte.
Solche Entspannungsfähigkeiten können Sie in Volkshochschulkursen oder bei den Krankenkassen lernen oder auch, wie viele Tausende schon, mit den Büchern, Tonkassetten und Videos der BREMER GESUNDHEITSWERKSTATT, die allesamt im FALKEN Verlag erschienen sind. Zum *Autogenen Training* gibt es z. B. ein Video-Paket; die *Progressive Muskelentspannung* und *Entspannungsreisen durch den Körper* sind auf der Tonkassette (mit Buch) und dem Video zur *Schmerzbewältigung* zu finden.
Weitere Hinweise zu in Frage kommenden Begleitmaterialien der BREMER GESUNDHEITSWERKSTATT sowie zu Musiken, die zur Selbstentspannung geeignet sind, finden Sie im Anhang.
Zuletzt: Dieses Buch, das von der Selbstverantwortung und dem eigenen Handeln als den Hauptkräften der Gesundheit ausgeht, behauptet weder, daß alle Rückenschmerzen psychische Ursachen hätten (das Gehirn kann zum Beispiel längst vergangene Schmerzreize in seinem Schmerzgedächtnis speichern), noch will es Sie davon abhalten, sich über Schmerzen eingehend mit Ihrem Arzt zu beraten und auf dieser Basis Vertrauen in seine Behandlung zu setzen. Schließlich gehört gerade auch die vertrauensvolle Arzt-Patienten-Beziehung zu den bewährten Heilkräften.

Klaus Haak
BREMER GESUNDHEITSWERKSTATT

Das Weise am Weisen ist die Haltung

PROF. DR. ANNELIE KEIL

Zu Herrn K. kam ein Philosophieprofessor und erzählte von seiner Weisheit. Nach einer Weile sagte Herr K. zu ihm: »Du sitzt unbequem, du redest unbequem, du denkst unbequem.« Der Philosophieprofessor wurde zornig und sagte: »Nicht über mich wollte ich etwas wissen, sondern über den Inhalt dessen, was ich sagte.« »Es hat keinen Inhalt«, sagte Herr K. »Ich sehe dich täppisch gehen, und es ist kein Ziel, daß du, während ich dich gehen sehe, erreichst. Du redest dunkel, und es ist keine Helle, die du während des Redens schaffst. Sehend deine Haltung, interessiert mich dein Ziel nicht.«

Bertolt Brecht

Über und mit dem Körper erzeugen und entwickeln wir das Leben, unsere Körperhaltung ist eine Haltung zur Welt. Nur indem wir hören, sehen, sprechen, greifen, gehen, stehen und uns aufrichten, also unsere Ohren, Augen, unseren Mund, die Hände, die Füße und unseren Rücken betätigen und in Beziehung zur Welt setzen, mit ihnen und ihren Möglichkeiten umgehen, nehmen wir das wahr, was als Vernunft und Weisheit in unserem Körper angelegt und gleichzeitig in ihm verborgen ist. Erst im erfahrenen und erlebenden Umgang wird sichtbar, was in uns steckt.

Der Körper ist das erste Werkzeug der Kulturen und lebensgeschichtliches Werkzeug zugleich. Die menschliche Geschichte ist eine Geschichte der Sinne, wir machen sie nicht nur mit unseren Gedanken und Gefühlen, sondern auch mit unseren Händen, mit unseren Füßen, ja mit unserem ganzen Körper. Die Hände waren Vorbild für die Werkzeuge, mit denen wir aus der Erde die Lebensmittel gewinnen, die wir zum Leben brauchen. Die Hand findet sich aber auch wieder in der Kelle, mit der wir Wasser schöpfen. Die Faust wird nachgeahmt vom Hammer, mit dem wir etwas befestigen und ein Haus bauen können.

Die Füße sind die Grundlage für unseren Stand. Wer je ein Kind beobachtet hat, weiß um den Stolz und die Großartigkeit des ersten freien Stehens, mit dem das Gefühl einkehrt, auf eigenen Füßen stehen zu können. Jeder Schritt in die Welt hinein ist dann der Versuch, die Balance immer wieder neu herzustellen. Und jeder Mensch wiederholt in seiner Entwicklung, was die Geschichte der Menschheit ihm vorgelebt hat. In der Auseinandersetzung mit der Schwerkraft muß unser ganzer Körper, müssen alle Sinne, Muskeln, Sehnen und Gelenke sowie die Gleichgewichtsorgane eine hoch komplexe und vernetzte Arbeit leisten, um im feinen Zusammenwirken der tragenden Strukturen die Voraussetzungen dafür zu schaffen, daß wir auf eigenen Füßen stehen können und von dort aus unsere Schritte in die Welt wagen.

Dabei ist der aufrechte Gang des Menschen eine lebenslange Übung in allen Dimensionen menschlicher Existenz: Die aufrechte Haltung des Menschen in seinem Körper bedarf der aufrechten Seele, der aufrechten Gedanken sowie aufrechter sozialer Situationen, die ihm helfen, wirklich von innen heraus diese Haltung einzunehmen und zu entwickeln.

Nichts von dem, was wir »organisch mitbringen«, haben wir einfach und dauerhaft oder gar mit der Geburt selbstverständlich zur Verfügung – wir müssen es gestaltend einsetzen und es immer wieder erneuern und anpassen, um es zu besitzen. Lebensperspektive heißt Gebrauch der Sinne – des Körpers, der Seele und des Geistes –, heißt Erkenntnis der Wirkung und Erfahrung. Über das Leben und unseren Körper erfahren wir bewußt nur durch das eigene Erleben und das Bewirken von Prozessen.

Nimmt man Menschen die Möglichkeit, mit ihren Sinnen zu wirken, über- oder unterfordert man sie, diszipliniert man sie bis zur Bewegungslosigkeit und zwingt man sie dann noch, auf den jeweiligen Stühlen ihres Lebens sitzen zu bleiben, dann raubt man diesen Menschen die Möglichkeit zu leben. Sie erstarren und rufen nur noch mit den Symptomen ihrer kranken Körper und Seelen um Hilfe: Mit schmerzenden Schultern, steifen Rücken, kranken Bandscheiben, erschlafften Muskeln und erstarrten Haltungen.

Gesundheit ist ein Werkstück des Lebens. Sie hat Hand und Fuß, Herz und Verstand – sie ist eine Lebensleistung und bedeutet Kompetenz, die eigenen Möglichkeiten wahrzunehmen. Die Tele-Rückenschule der Bremer Gesundheitswerkstatt ist der Versuch, für die Wiederherstellung der Gesundheit Werkzeuge anzubieten, mit denen jeder ausprobieren kann, was ihm guttut. Die Teilnehmer kommen erfahrend und übend und vor allem bewußt mit all dem in Kontakt, was ihr Wohlbefinden behindert und gefährdet. Ohne die Erfahrung, wie es um uns steht, und ohne das Bewußtsein um die Hintergründe und Zusammenhänge unserer Gesundheit, und ohne Lust auf unser mögliches Leben, das unser Körper als tiefe Weisheit in sich trägt, werden wir den wichtigen Schritt nicht tun, und unsere Gesundheit selbst in die Hand nehmen.

Benutzen Sie dieses Buch wie ein Werkzeug, und gehen Sie noch einmal in die Schule Ihres Rückens, um zu lernen, was Sie schon wissen, aber vergessen haben.

Aus eigener Erfahrung

Klaus Haak

»Ich glaube, daß in den neunziger Jahren dieses Jahrhunderts die Menschen endlich wieder begreifen, daß sie sich bewegen müssen, daß Bewegung Leben ist, und daß sie möglicherweise beginnen, sich selbst wieder zu fühlen, ihre Empfindungen zu schärfen. Diese Erkenntnis wurde sicher nicht durch Medizin oder Psychologie vermittelt, sondern im Gegenteil durch deren Versagen. Ich glaube, wir haben es mit einer tiefen Erkenntnis zu tun, welche viele Menschen selbst gewonnen haben. Sie haben begriffen, daß sie etwas für sich selbst tun können, daß sie selbst den größten Einfluß auf ihr Wohlbefinden ausüben.«

Thomas Hanna

Am eigenen Leib habe ich erfahren, wie viele unterschiedliche Erklärungen nach Untersuchungen in alle nur möglichen Richtungen Ärzte für meinen 10 Jahre andauernden Rückenschmerz hatten. Der war zum Glück nicht allzu behindernd, und so hatte ich mich nach zahlreichen vergeblichen Therapien schon mit seiner Existenz abgefunden. Irgendwann im letzten halben Jahr sind die Beschwerden verschwunden, ich habe nicht einmal genau bemerkt, wann. Ich kann Ihnen deshalb auch gar nicht zuverlässig sagen, ob es durch die Kräftigungs- und Dehnübungen geschah, die ich während der Vorbereitung der Tele-Rückenschule kennengelernt habe und seither regelmäßig mache, oder ob es die neue Aufmerksamkeit meinem Körper gegenüber bewirkte (nicht zu verwechseln mit Wehleidigkeit), die ich in dieser Zeit entwickelte. Vielleicht haben sich die Symptome auch durch mein Umsteigen vom Auto aufs Fahrrad oder durch den Beginn der neuen, sehr befriedigenden Arbeit an der Bremer Gesundheitswerkstatt gebessert.
Mein Eindruck ist, daß all diese Erfahrungen zusammengewirkt haben. Deshalb möchte ich Ihnen in dieser Rückenschule auch alle Impulse zusammen weitergeben: körperliche, seelische und geistige. Und in der Tat geht die Tendenz auch auf inter-

nationalen Rückenschmerz- und Rückenschulkongressen eindeutig von der Beschäftigung mit dem Rücken hin zu Verstand und Gefühl.
Im Rückenschmerz – als Endergebnis einer komplizierten Reaktionskette – manifestiert sich oft unterdrückte Unzufriedenheit mit dem Verlauf des Lebens. Aber mit der Entscheidung für mehr Beweglichkeit im körperlichen Bereich kommt auch eine neue Beweglichkeit ins geistige, seelische und soziale Leben. Daß dabei Schmerzen ganz plötzlich verschwinden, ist nicht nur mir passiert.

Für die Unterstützung meiner Recherchen möchte ich mich an dieser Stelle ganz besonders bei Hans-Dieter Kempf, bei Frank Schmelcher und bei Helmuth Klett bedanken. Viel Spaß hat mir die Arbeit mit Andrea Placzko und Hubert Brintrup gemacht, die, wie im Fernsehen auch, in diesem Buch die gymnastischen Übungen vorführen.

Das Konzept der Tele-Rückenschule

Mit einiger Wahrscheinlichkeit gehören Sie zu den 80 Prozent der Menschen in unserem Land, die schon einmal Rückenschmerzen kennengelernt haben oder sogar immer wieder von ihnen geplagt werden. Dies ist zwar noch nichts Schlimmes, aber lästig; und wer weiß, was daraus wird! In der Tat ist jeder Zweite, der vorzeitig aus dem aktiven Berufsleben aussteigen muß, ein Wirbelsäulengeschädigter. Das könnte den Schluß nahelegen, daß man sich die Rückenbeschwerden vor allem bei der Arbeit holt. Das ist aber keineswegs so. Rükkenschmerzen können wir uns überall dort einhandeln, wo wir unsere Wirbelsäule und die Bandscheiben *über eine lange Zeit hinweg einseitig belasten* – und sei es vor dem Fernseher, in einer scheinbar völlig entspannten Haltung. Viele Leute bekommen ihre Rückenprobleme auch nicht von einseitiger Belastung – etwa weil sie falsch tragen, sitzen oder liegen –, sondern vom *Streß.* Streß in einer privaten Beziehung, Über- oder Unterforderung und mangelnde Anerkennung am Arbeitsplatz, ungelebtes Leben, das und anderes mehr kann sich als massive Muskelverspannung im Rücken niederschlagen und bei den Betroffenen zu unerträglichen Schmerzen führen.

Wo auch immer die Rückenschmerzen herkommen, es gibt doch einen gemeinsamen Weg, sie effektiv zu lindern und ihnen wirkungsvoll vorzubeugen, und zwar über *bewußte Körperwahrnehmung.*

Die Tele-Rückenschule ist ein Programm für Körper und Seele, eins, das sich nicht in lästigen Pflichtübungen erschöpft und das nicht nach den Tagesmühen als ungeliebte Hausaufgabe zu erledigen ist, damit man ja fit fürs Berufsleben bleibt. Vielmehr verleiht Ihnen die Tele-Rückenschule Wohlbefinden im Ganzen.

Vielleicht haben Sie das Programm ja schon im Fernsehen kennengelernt, seine Wirkung beim Mitmachen erfahren. Fernsehsendungen, Video sowie Buch bieten für Menschen, die noch keine chronischen Schmerzen haben (diese gehören zunächst in ärztliche Behandlung) *drei Übungs- und Erlebnisbereiche* an:

- Die Überprüfung all jener Handlungen im Beruf, Haushalt und Freizeit, die den Rücken über Jahre hinweg einseitig belasten. Die Teilnehmer lernen hier neue, „rückengerechtere“ Haltungen kennen.
- Sie finden sechs, nach neuestem Erkenntnisstand äußerst wirksame Kräftigungs- und sechs entsprechende Dehnübungen.
- Schließlich werden Sie mit Entspannungsübungen bekannt gemacht, die wichtiger Bestandteil unseres Anti-Rückenschmerz-Programms sind.

Erst wenn Sie diesem Programm durch die Kapitel folgen wird sich für Sie zeigen, daß es sich hierbei um weit mehr als um Übungen zum Vermeiden von Rückenschmerzen handelt.

Wohlbefinden durch bewußte Körpererfahrung – ein Programm für Körper und Seele

Was hat zum Beispiel derjenige, der mit anhaltend falschem Tragen oder Sitzen einen Bandscheibenvorfall provoziert, mit dem gemeinsam, der ohne jegliche körperliche Anstrengung Opfer eines Bandscheibenvorfalls wird, nachdem sich während jahrelanger psychischer Belastung seine Nackenmuskulatur total verspannt hatte? Beide haben die allmählichen körperlichen Veränderungen nicht wahrgenommen, und wenn vielleicht doch, damit nicht bewußt umgehen können! Denn tatsächlich hat einer – bevor ihn jahrelange falsche Haltungen und einseitige Wirbelsäulenbelastungen zum Kranken machen – die Chance, durch bewußtere Körperwahrnehmung der Schmerzkatastrophe zu entgehen. Und ebenso kann der psychisch Überforderte über die bewußte Erfahrung von Anspannung und willentlicher Entspannung der Nackenmuskulatur die Rückenbeschwerden vermeiden und oft sogar die *Ursachen* selbst überwinden.

Wer beispielsweise schon den Kurs autogenes Training der Bremer Gesundheitswerkstatt mitgemacht oder an anderer Stelle diese Methode erlernt hat, wird diese Behauptung sicher nicht mehr so überraschend finden. Aber auch wer das autogene Training nicht beherrscht, findet in der Tele-Rückenschule die Möglichkeit, sich mit Entspannungsübungen vertraut zu machen und sie wirkungsvoll gegen Spannungsschmerzen im Rücken einzusetzen oder diese gar nicht erst aufkommen zu lassen.

Selbst Patienten, denen der Arzt nach einer Operation oder während seiner konservativen Behandlung von gymnastischen Übungen abrät oder individuelle Übungen mit einem Krankengymnasten empfiehlt, können von diesem Buch profitieren: Die Betroffenen sollten sich jedoch zunächst auf die Haltungstips für den Alltag und auf die Entspannungsübungen beschränken.

Die Tele-Rückenschule in der Praxis

Ich empfehle Ihnen, die folgenden acht Kapitel des Buches als Anleitungen zu einem achtwöchigen Rückenschulprogramm zu nutzen – eventuell unterstützt durch die entsprechenden Sendungen im Fernsehen oder durch den Videofilm, das heißt, daß Sie sich von Woche zu Woche nur mit einzelnen Aspekten rückengerechteren Verhaltens im Alltag befassen, sich mit jeweils nur einer neuen *Kräftigungs- und Dehnübung* intensiv vertraut machen und stets nur eine *Entspannungsmethode* erproben. Wenn Sie nämlich mehr auf Erfahrungsintensität als auf -quantität setzen, wird sich Ihnen das Geheimnis dieser Tele-Rückenschule mit der Zeit offenbaren: Es kommt zunächst nicht darauf an, wieviel Sie für Ihren Rücken tun, es kommt darauf an, wie Sie es tun. Wenn Sie beispielsweise während einer Woche immer wieder nur eine Kräftigungs- und Dehnübung (etwa den Gesundheitsliege-

stütz und die Brustmuskeldehnung) (siehe Seite 23) ausführen und Ihre Aufmerksamkeit auf die Art und Weise richten, wie Sie diese Übung machen, können Sie dabei auch ganz wichtige Hinweise auf Ihr Verhalten im Alltag bekommen. Dadurch werden Sie möglicherweise ergründen, woher Sie Ihre Rückenschmerzen und die für Sie charakteristischen Verspannungen haben: Ob Sie beispielsweise dazu neigen, sich nicht genug Zeit zu lassen, eine Handlung in Ruhe auszuführen; ob Sie leicht über dem Ehrgeiz, alles immer besonders gut machen zu wollen, vergessen, warum Sie es eigentlich tun; ob Sie Angst davor haben, schlechter als andere zu verstehen, worum es geht, und ob Sie fürchten, unfähig zu sein, etwas richtig auszuführen; ob Sie dazu neigen, Handlungen nur nach genauesten Anweisungen ausführen zu wollen, statt sich dabei auch aufs eigene Ausprobieren einzulassen.
Wer für die Art und Weise der eigenen Körperhaltung einen Blick entwickelt hat, erkennt oft schon an den Bewegungen anderer Menschen, wie sie ihr Leben organisieren und ob jemand beispielsweise ein »typischer Rückenschmerzkandidat« ist.
Bei sich selbst kann man solche eingeschliffenen Verhaltensmuster am besten an der Art und Weise beobachten, wie man ein Gymnastikprogramm ausführt, besonders im wiederholten achtsamen Umgang mit sich selbst in nur einer Übung. Im Alltag ist die Beurteilung eigener Bewegungen oft nicht so leicht möglich, er will vor allem gemeistert werden; da fehlt es verständlicherweise oft an Gelassenheit und Distanz gegenüber den eigenen Handlungen. Macht mich in der Alltagssituation jemand auf meine Verhaltensmuster aufmerksam, reagiere ich vielleicht mit Abwehr und Verärgerung. Gelassenheit und Distanz kann ich mir bei den Körperübungen aber viel eher leisten. Und wenn ich dabei zusammen mit der Bewegungsausführung lerne, *mir genug Zeit zu lassen, mit weniger Ehrgeiz zu üben*, mich auf meine *eigenen Erfahrungen* zu verlassen, dann bekommt die Gymnastik eine doppelt heilsame Funktion: Ich trainiere nicht nur die Muskulatur, ich übe zugleich neue Verhaltensmuster fürs »wirkliche Leben«. Die tieferen seelischen Ursachen mancher Rückenschmerzen können auf diese Weise verschwinden.

Es gibt zwei Übungstafeln in Ihrer Tele-Rückenschule. Eine mit den sechs Kräftigungs- und Dehnübungen für zu Hause und unterwegs; die zweite mit Vorschlägen für ein wirksames Muskeldehnprogramm am Arbeitsplatz – diese Übungen richten sich hauptsächlich an Personen, die überwiegend sitzende Tätigkeiten ausüben. Die »Büroübungen« sind auf dieser Tafel kurz beschrieben. An die Wand gepinnt, nutzt sie mehreren Kollegen, auch wenn diese die Tele-Rückenschule nicht gelesen haben.

Die Entspannungsübungen, das ist für Sie aus dem bisher Gesagten schon deutlich geworden, sind ein ganz besonders wichtiges Element dieser Tele-Rückenschule. Die meisten Rückenschmerzen werden von Muskelverspannungen verursacht, und diese lassen sich manchmal aktiv durch Dehnen lösen. Immer wiederkehrende und den Betroffenen weitgehend unbewußte Verspannungen einzelner Muskelpartien münden aber in den Teufelskreis von Fehlhaltung, Schmerz, ausweichender Fehlhaltung, Muskelverhärtung und Schmerzverstärkung. Da ist mit Dehnen nichts mehr zu machen. Diesem Circulus vitiosus kann am effektivsten mit regelmäßigen Entspannungsübungen vorgebeugt werden. Die sich dabei entwickelnde Aufmerksamkeit für Anspannungs- und Entspannungsvorgänge im Körper hilft Verspannungen schon im Entstehen zu erkennen und ihnen entgegenzuwirken, ja oft sogar die Ursachen für Muskelanspannungen selbst zu beseitigen.
Erst mit der Entwicklung der allen Menschen innewohnenden Fähigkeit, sich selbst willentlich zu entspannen und Streß zu be-

wältigen, werden die Programmteile *Haltungskorrekturen* und *Muskelkräftigung* zu einem wirklich effektvollen Anti-Rückenschmerz-Programm.
Ob Sie die eine oder andere Entspannungsform zu Ihrer Lieblingsübung machen oder zwischen allen genüßlich pendeln, spielt keine Rolle. Wichtig ist, daß Sie sich das passive, tiefe Entspannen zur lieben Gewohnheit werden lassen. Es hat, wie im Vorwort beschrieben, viele positive, über die Vorbeugung gegen Rückenschmerzen weit hinausreichende Effekte.

Entspannung beim Fernsehen?

»Ich hol' mir meine Entspannung vorm Fernseher«, bekomme ich oft zu hören, »das klappt auch ohne autogenes Training!« Und da jeder Erwachsene durchschnittlich über drei Stunden am Tag vor dem Fernsehapparat verbringt, müßten wir uns auf dem Sofa eigentlich regelrecht gesundlümmeln. Das Gegenteil stimmt: Allein das »bequeme« Sitzen beim Fernsehen verursacht jährlich Milliarden an Behandlungskosten. Rundrücken und vorgestreckter Hals bewirken Kopfschmerzen und Migräne, Ohrensausen und Sehstörungen, Kiefer-, Gelenk-, Schulter- und Armbeschwerden.

Das ist die Crux mit dem Kreuz: Wenn wir uns am wohlsten fühlen, der Rücken entspannt scheint, wenn wir die Muskeln nicht mehr aktiv halten müssen, dann schaden wir unserem Rücken oft am meisten; wir überlasten die passiven Halteelemente: Bänder, Bandscheiben und Wirbelgelenke – jedenfalls, wenn die Belastung, wie beim Fernsehen, regelmäßig über Jahre und Jahrzehnte hinweg auf die immer gleiche einseitige Weise geschieht.

Dabei habe ich das Fernsehen als nur eine von vielen Gelegenheiten, sich den Rücken kaputtzumachen, für den Einstieg gewählt. Solche dauerhaften einseitigen Belastungen der Wirbelsäule können wir im Bett, im Büro, bei der Arbeit und im Haushalt sowie beim Autofahren erleben; oder auch bei ganz individuellen Bewegungen: Da bückt sich jemand fünfzehn Jahre lang immer wieder liebevoll zu seinem Dackel hinunter, bis er eines Tages plötzlich nicht mehr hochkommt – die Bandscheibe ist vorgefallen. Die Wirbelsäule, eigentlich wunderbar elastisch und so gebaut, daß wir uns bücken und strecken, uns drehen und wenden können, nimmt es uns übel, wenn wir über Jahre nicht berücksichtigen, was sie am liebsten hat: in ihrer natürlichen leichten S-Form gehalten zu werden, in der die Bandscheiben gleichmäßig belastet sind und ihre Pufferfunktion zwischen den beweglichen Wirbelknochen wahrnehmen können.

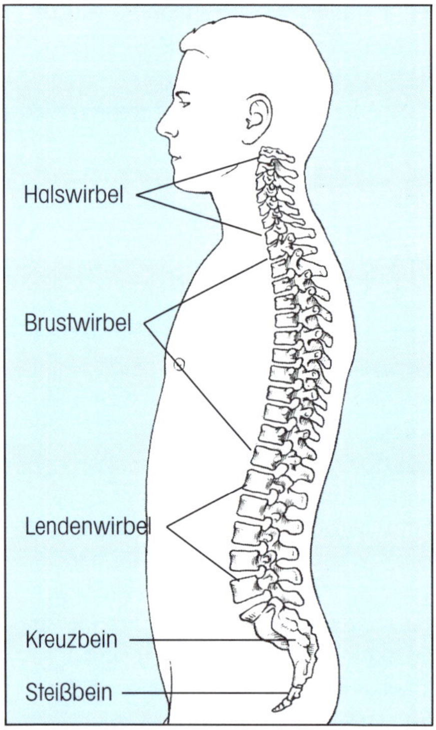

Die Wirbelsäule

Bei immer denselben einseitigen Bückbewegungen zum Beispiel werden Bandscheiben an der einen Seite mehr als an der anderen zusammengepreßt. Dies läßt die relativ weichen Scheiben auf Dauer verschleißen, so daß sich möglicherweise der innere Kern verschiebt. Wölbt sich dieser vor, drückt er meist auf Nerven des Rückenmarks oder auf Nervenwurzeln, was heftige Schmerzen auslöst. Durch einseitige Belastungen der Wirbelsäule können Bandscheiben aber auch derart abgenutzt werden, daß die Wirbel selbst beginnen, aneinander zu scheuern. Unnötig zu sagen, daß der Verschleiß besonders rasch voranschreitet, wenn wir mit rundem Rücken auch noch Schweres heben (siehe Abbildung Seite 19).
Die an Sie selbst gestellten Aufgaben lauten also:

- Herausfinden, wann Ihre Wirbelsäule in der ihr angenehmen, natürlichen leichten S-Form ist.
- Werden Sie achtsam für all die Tätigkeiten im Leben, die Sie bisher regelmäßig in einer für Ihre Bandscheiben einseitig belastenden Weise ausgeführt haben. Üben Sie neue Bewegungsmuster ein und lassen Sie diese sich zur Gewohnheit werden.
- Um die neuen (Bück-)Bewegungen mit gerader Wirbelsäule und aus der Hüfte ein Weilchen durchhalten zu können, ohne wieder zu »versacken« und um überhaupt länger aufgerichtet zu bleiben, sollten Sie Ihre Muskulatur rundum stärken.
- Gewöhnen Sie sich daran, bewußter zwischen den Polen Anspannung und Entspannung zu pendeln. Das gilt für Ihre Muskulatur *und* für Ihre psychischen Energien – beide stehen in einem unmittelbaren Zusammenhang.

Um bei sich selbst die natürliche Form der Wirbelsäule festzustellen, in der die Bandscheiben gleichmäßig belastet werden, setzen Sie sich einmal auf einen möglichst harten Hocker. Wenn Sie auf dem Sofa oder auf einem Sessel sitzen, rücken Sie weit nach vorn und legen sich soviele Kissen unter, bis Ihre Ober- und Unterschenkel im rechten Winkel zueinander stehen.
Jetzt machen Sie einen *runden Rücken* wie beim Sitzen vor dem Fernseher und dann in Gegenrichtung ein *extremes Hohlkreuz* (siehe Abbildung Seite 20).
Wenn Sie dabei die Hände auf die Hüften legen, sehen Sie, was geschieht: Das Becken kippt beim Hohlkreuz nach vorn und beim runden Rücken nach hinten. In der Mitte beider Extreme hat das Becken eine Haltung, bei der die mit ihm verbundene Wirbelsäule automatisch ihre ideale Form annimmt. Dabei hebt und weitet sich Ihre Brust, der Kopf balanciert sich gerade auf der Wirbelsäule aus. Mit dieser aufgerichteten Haltung ist ein angenehmes Gefühl verbunden. Sie sind auch innerlich »aufrichtig«, selbstbewußt und mutig. Sie sollten diese

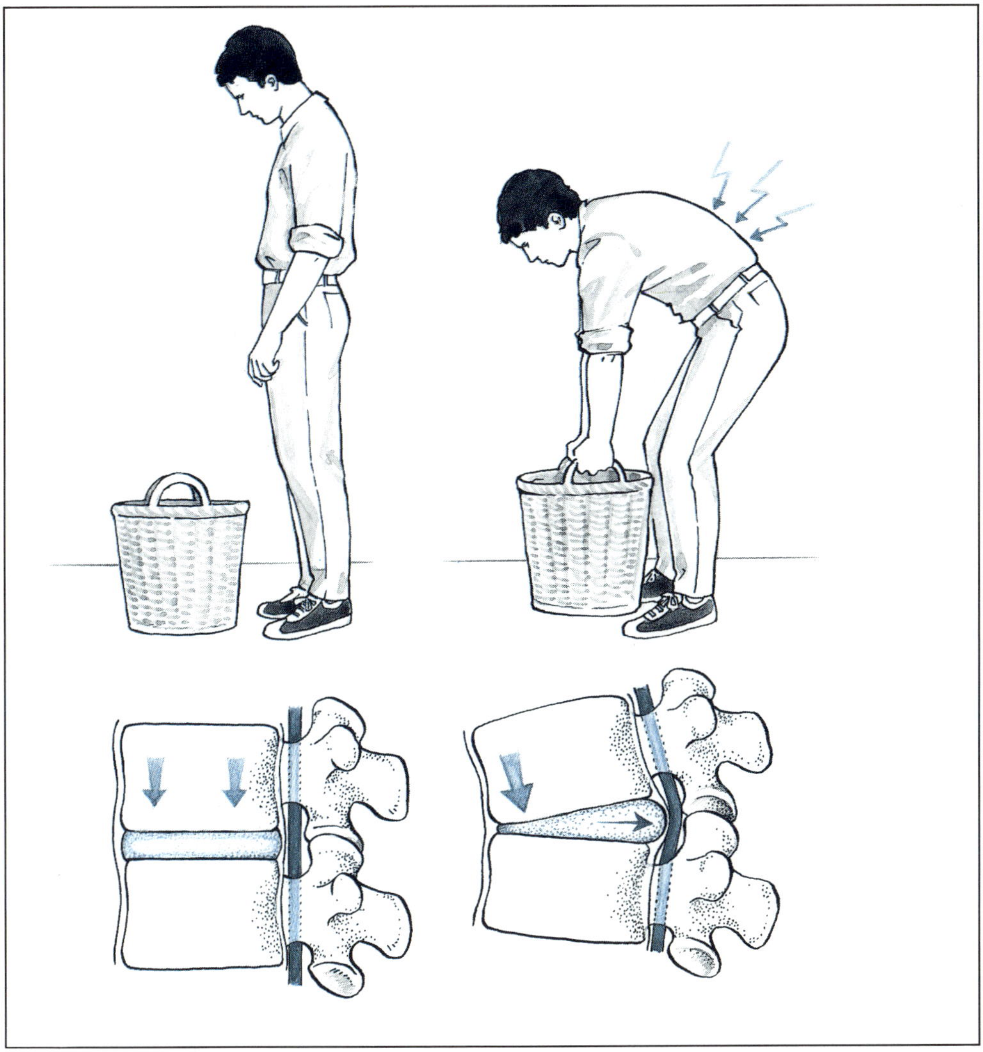

Falsche Bewegungen strapazieren die Bandscheiben

aufrechte Haltung in der nächsten Zeit immer wieder neu finden, sich in ihr »einrichten«, sich mit ihr vertraut machen. Schließlich soll sie in allen möglichen Alltagssituationen zukünftig zu Ihrer festen Gewohnheit werden.

Weil Sie zu Anfang nur sehr kurze Zeit in der beschriebenen aufgerichteten Haltung bleiben können, ohne daß das angenehme Gefühl in äußerste Anstrengung und bald vielleicht auch in Schmerzen übergeht – Sie außerdem ja nicht nur sitzen, sondern auch tragen und arbeiten müssen –, sollten Sie jetzt beginnen, Ihre Haltemuskulatur zu stärken. Wenig Bewegung und wenig körperliche Anstrengung haben die Muskulatur bei den meisten von uns ziemlich schwach werden lassen. Sie ist aber zum Glück relativ leicht auftrainierbar, selbst im Alter. Jeder wird deshalb die Veränderungen besonders in den ersten Wochen, wenn sich der Zustand der Muskulatur deutlich bessert, gut an sich wahrnehmen können.

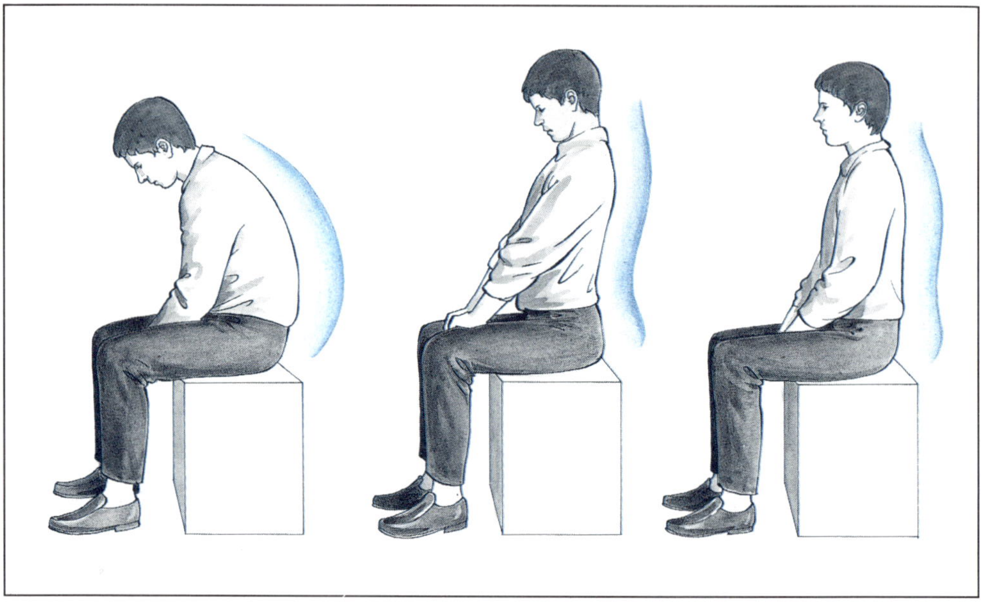

Zwischen Rundrücken und Hohlkreuz finden Sie die angenehme aufrechte Haltung

In den ersten acht Wochen sollten Sie möglichst dreimal pro Woche trainieren, danach reichen zwei Übungseinheiten wöchentlich zur Aufrechterhaltung der Kraft und Beweglichkeit. Für dieses Training finden Sie in den folgenden Kapiteln sechs Übungen, die alle, auch für sich allein ausgeführt, möglichst viele Muskelgruppen trainieren. So kommt es auch dann nicht zu einem einseitigen Training, wenn Sie, wie anfangs vorgeschlagen, Woche für Woche nur je eine neue Übung hinzufügen und auf diese Weise sukzessive Ihr Trainingsprogramm aufbauen! In der vierten und achten Trainingswoche dieses Programms nehmen Sie überhaupt keine neue Übung dazu, sondern legen jeweils eine Woche lang besonderen Wert auf die harmonischen Übergänge von einer Übung zur anderen.

Als beste Zeit für Ihre Übungen eignet sich nicht unbedingt der Morgen, denn dann hat die Muskulatur noch nicht ihre Bereitschaftsspannung, und auch der Kreislauf ist noch nicht voll da. Üben Sie eher zwischen Nachmittag und Abend, aber auch nicht zu spät, da Sie mit den Übungen den Kreislauf in Schwung bringen und das Einschlafen danach unter Umständen etwas schwerer fallen könnte.

Aufwärmen

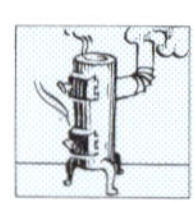

Vor dem Krafttraining ist stets ein leichtes Aufwärmen der Muskulatur wichtig – zu Hause reichen dafür 3 bis 4 Minuten –, wozu ich folgende Übungen vorschlage:

- Räkeln Sie sich im Stehen, strecken Sie die Arme hoch über den Kopf und stellen Sie sich dabei vor, an einem hohen Ast Äpfel zu pflücken.
- Schwingen Sie mit Ihren Armen parallel nach vorn und nach hinten, wippen Sie dabei leicht in den Knien.
- Schwingen Sie abwechselnd mit einem Arm nach vorn und mit dem anderen nach hinten.
- Laufen Sie auf der Stelle; nehmen Sie dabei die Arme vor die Brust, und lassen Sie die Hände »mitlaufen«. Danach die Beine leicht ausschütteln.

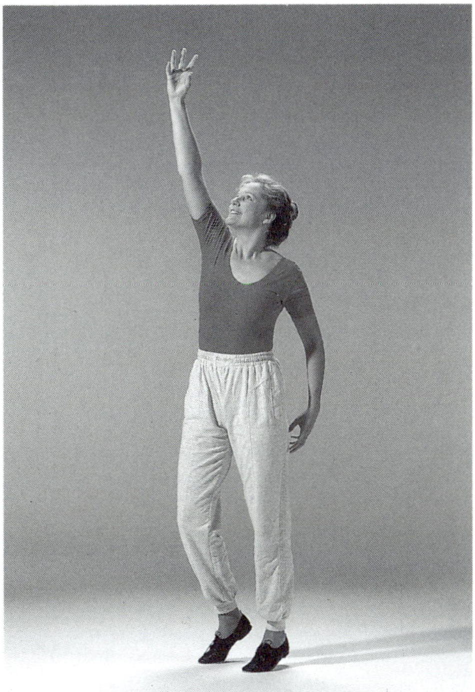

Räkeln und Strecken

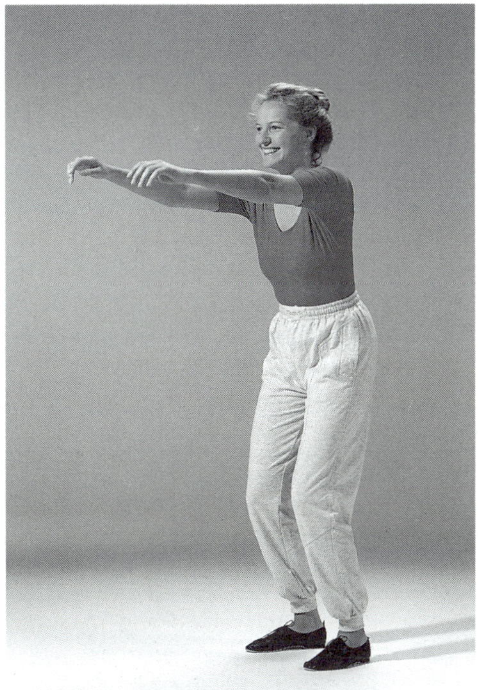

Parallele Armschwünge

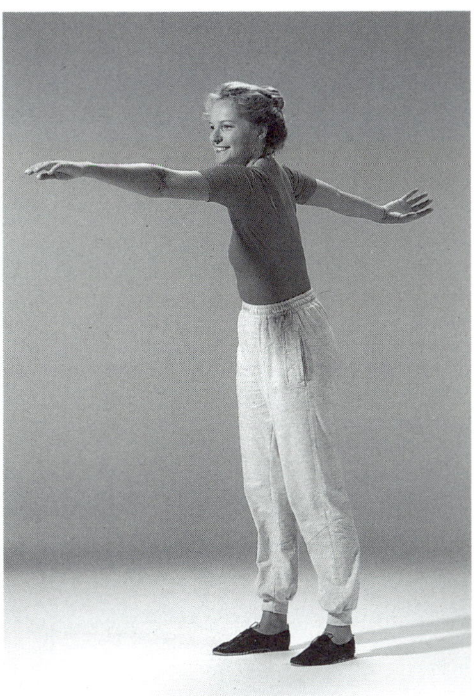

Seitlich versetzte Armschwünge

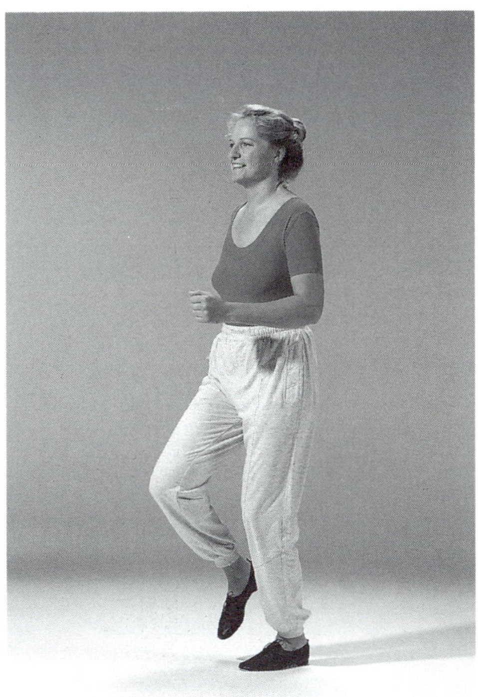

Laufen auf der Stelle

- Kreisen Sie mit Ihren Schultern. Winkeln Sie dabei die Arme an, und legen Sie Ihre Hände locker auf den Schultergelenken ab. Zuerst in die eine, dann in die andere Richtung kreisen.
- Ziehen Sie Ihre Schultern so weit nach oben wie möglich (Anspannung), und lassen Sie sie nach einem kurzen Moment wieder ganz locker nach unten fallen (Spannung lösen).
- Wippen Sie in den Knien, während Sie mit den Armen große parallele Schwünge ausführen. Dabei atmen Sie ein und stoßen die Luft anschließend kräftig aus.

Für die Kräftigungs- und Dehnübungen sollten Sie sich ein oder zwei Decken unterlegen – auf dem harten Boden zu üben, wäre unter Umständen zu unbequem – und darüber hinaus ein kleines flaches Kissen bereithalten – es dient als Polster bei Übungen, bei denen Sie sich hinknien müssen.

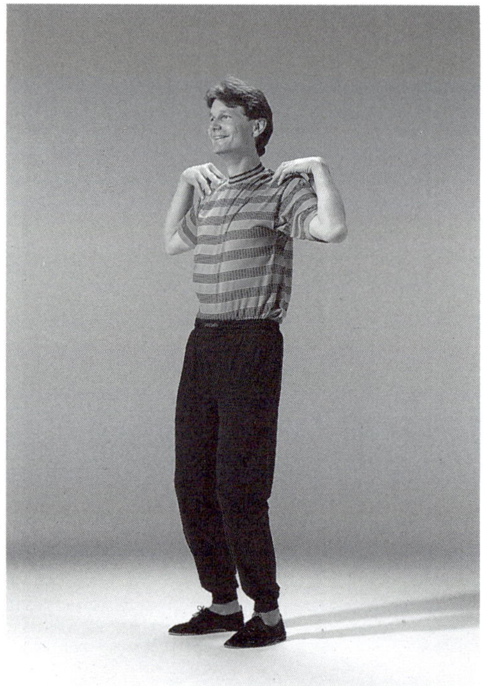

Kreisen mit den Schultern

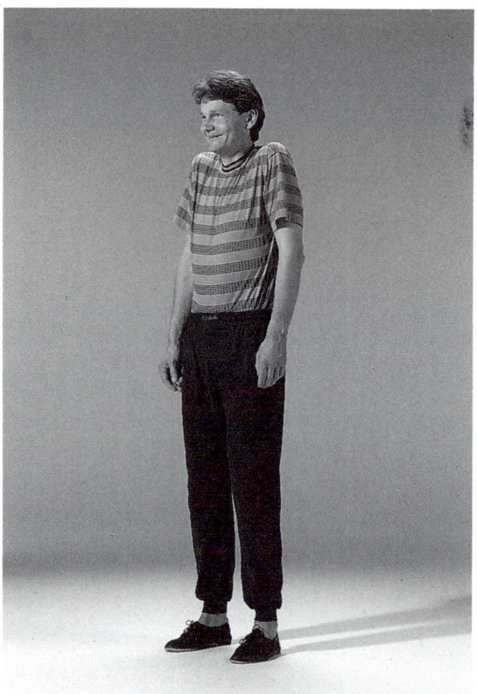

Die Schultern nach oben ziehen

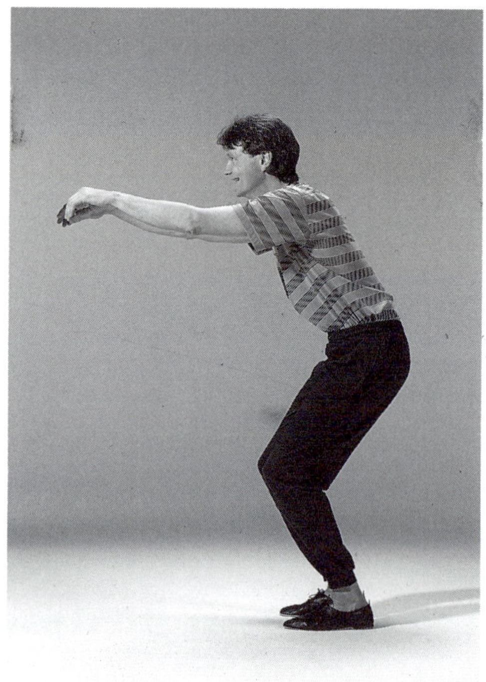

Parallele Armschwünge bei wippenden Knien

Der Gesundheitsliegestütz

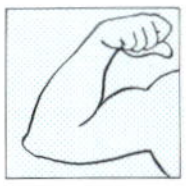

Diese Übung ist eine Abwandlung des bekannten Liegestützes und hervorragend geeignet für die Kräftigung der gesamten Stützmuskulatur.
Gehen Sie in den Vierfüßerstand, die Finger zeigen leicht nach innen, die Hände stützen sich unter den Schultergelenken auf dem Boden auf. Setzen Sie die Knie anfangs etwa 5 Zentimeter hinter dem Becken auf, später weiter hinten, um die Übung zu erschweren. Heben Sie nun die Unterschenkel, überkreuzen Sie die Füße und drücken Sie diese leicht gegeneinander. Spannen Sie Bauch- und Pomuskulatur langsam an (der Rücken wird dabei gerade), und beugen Sie den Oberkörper nach unten. Drücken Sie die Arme nicht ganz durch, wenn Sie anschließend wieder hochkommen.
Worauf Sie achten sollten: Behalten Sie während der Übung immer einen gleichmäßigen Atemrhythmus bei.
Zur Kräftigung sind 3mal 6 Liegestütze mit kurzen Verschnaufpausen sehr effektiv. Sie können die Zahl zunächst auch niedriger halten und sie erst später erhöhen; anfangs kommt es vor allem darauf an, die Übung hinsichtlich der Anspannung im Körper gut aufzubauen, auf die richtige Ausführung zu achten und die Übung wieder kontrolliert mit dem Auflösen der Körperspannung und einem kurzen Ausruhen im Fersensitz zu beenden – oder setzen Sie sich neben Ihre Unterschenkel, solang Ihnen der Fersensitz Schwierigkeiten macht. Und erinnern Sie sich: Wie Sie die Übungen ausführen, was Sie dabei denken und empfinden, sagt Ihnen vielleicht auch etwas über Ihr Verhalten im Alltag.
Auf eine Kräftigungsübung folgt immer die Dehnung der soeben angespannten Muskulatur. Kräftigen, Anspannen der Muskeln heißt, sie zusammenzuziehen und zu verkürzen. Jetzt müssen Sie sie wieder dehnen, um den vollen Bewegungsspielraum zurückzugewinnen, den Sie vor der Übung hatten. Vielleicht müssen Sie darüber hinaus sogar einen im Laufe der Zeit überhaupt verlorengegangenen Bewegungsspielraum erst nach und nach wieder zurückerobern. Beim Liegestütz haben Sie vor allem die Brustmuskulatur angespannt und zusammengezogen. Wenn Sie diese nun nicht dehnen, leisten Sie nach vorn fallenden Schultern Vorschub, die oft zu einem runden Rücken gehören. Anders ausgedrückt: Der Apell »Nimm doch deine Schultern zurück« muß ins Leere gehen, wenn verkürzte Muskeln die Schultern stets nach vorn ziehen.

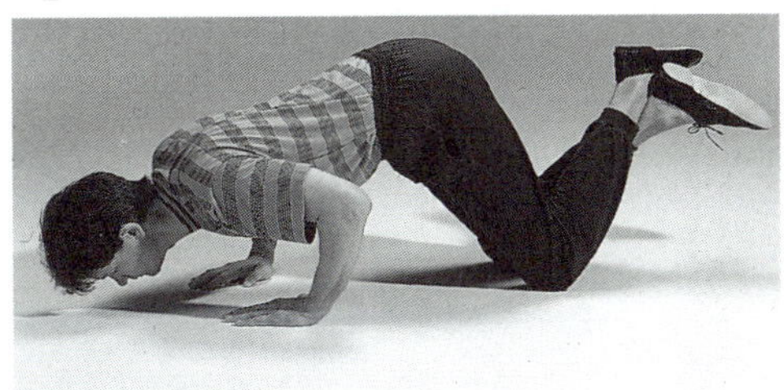

Der Gesundheitsliegestütz

Dehnung der Brustmuskulatur

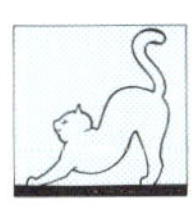

Dazu kommen Sie aus dem Fersensitz über den Vierfüßerstand in eine Seitenlage auf den Boden. Sie liegen nun auf Ihrer rechten Seite, das linke Bein angewinkelt über dem gestreckten rechten; halten Sie das linke Knie mit Ihrer rechten Hand in Bodenkontakt. Der freie linke Arm geht schräg nach hinten in Richtung Boden, bis Sie in der Brustmuskulatur eine Dehnung spüren. Halten Sie alle Deh-

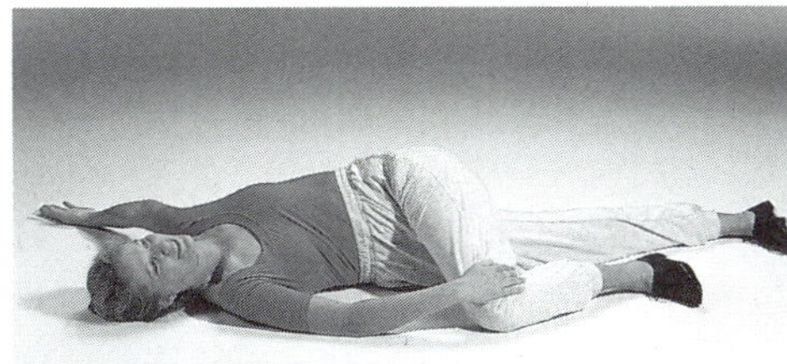

Die Dehnung der Brustmuskulatur

nungen etwa 20 Sekunden und wechseln Sie danach die Körperseite.
Worauf Sie achten sollten: Dehnübungen dürfen nie weh tun. Es kommt darauf an, die Dehnung als leichtes Ziehen zu spüren. Treten Schmerzen auf, beenden Sie die Übung. Sie können die Dehnung noch effektiver machen, indem Sie bewußt in sie hineinatmen – also den Atem in Gedanken direkt in die gedehnten Muskeln schicken. Der Atem sollte stets ruhig und gleichmäßig gehen.
Ähnlich wie bei der nachfolgenden passiven Entspannung mit Hilfe der Audiokassette, gibt Ihnen schon Ihre aktive Dehnübung die Möglichkeit, in Ihren Körper »hineinzuspüren«, beim ruhigen Wechsel von einer Seite zur anderen Unterschiede zwischen schon gedehnter und noch nicht entspannter Muskulatur wahrzunehmen. Diese *Wahrnehmungsschulung* ist das wichtigste Ziel der Tele-Rückenschule, weil sie die sicherste Gewähr dafür bietet, daß Sie Fehlhaltungen (muskuläre Dysbalancen) oder einseitige Verspannungen im Alltagsleben selbständig bemerken und korrigieren können.

Entspannungsübung

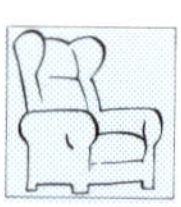

Wenn Sie die Gymnastikübung abgeschlossen haben, machen Sie es sich – im Sessel oder auf dem Boden – in einer warmen Umgebung bequem; öffnen Sie enge Gürtel, ziehen Sie die Schuhe aus, legen Sie sich ein kleines Kissen unter den Kopf, lassen Sie die Arme locker neben dem Körper liegen, die Füße fallen leicht auseinander; bereiten Sie sich auf eine schöne, tiefe Entspannung vor, die umso wohltuender wirkt, je regelmäßiger Sie sich auf diese kurzen Ausflüge auf Ihre Insel der Ruhe einlassen …
Sie sollten sich die Entspannung genauso oft gönnen wie Ihre Gymnastik. Wenn Sie nicht schon *Autogenes Training* oder die *Progressive Muskelentspannung* beherrschen, entspannen Sie sich entweder mit Hilfe der als Begleitmaterialien der BREMER GESUNDHEITSWERKSTATT im Anhang angebotenen Videos und Bücher mit Tonkassette oder mit einer entsprechenden Musik – je nach Geschmack klassisch oder modern. Beispiele für geeignete Stücke finden Sie auf Seite 60.
Am besten bereiten Sie alles fürs Abspielen der Kassette, CD oder des Videos schon vor Beginn der Kraftübungen vor und sorgen danach allenfalls noch dafür, daß Sie für die Dauer der Entspannung nicht gestört werden, auch nicht vom Telefon oder von der Haustürglocke.

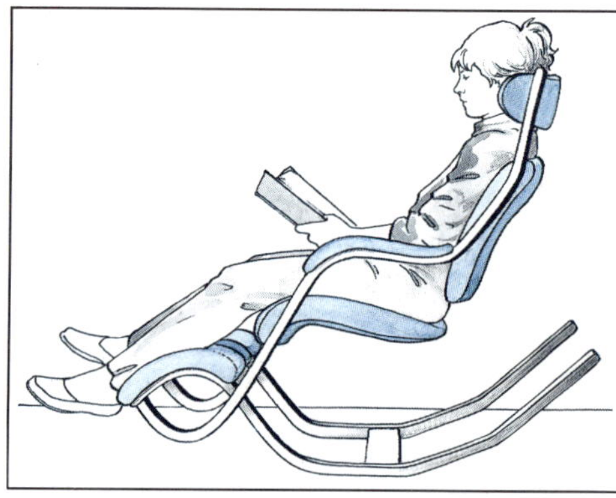

Wirbelsäulenfreundlicher Entspannungssessel

An dieser Stelle noch ein Wort zum Thema Fernsehen: Die Gesundheitsbeschwerden als Folge bequemer Fernsehhaltungen, auf die am Anfang des Kapitels bereits hingewiesen wurde, werden Sie natürlich nicht vom Fernsehen selbst abhalten. Aber: Durch geschickte Unterlagerung Ihres Körpers mit ein paar Kissen können Sie vielleicht auch auf dem Sofa eine Haltung einnehmen, in der Ihre Wirbelsäule die favorisierte sanfte S-Form behält. Wenn nicht, hilft Ihnen vielleicht ein speziell konstruierter Entspannungssessel, auf dem Sie ebensogut autogenes Training durchführen wie Fernsehen können – damit beugen Sie Rückenschmerz und Verschleiß am wirkungsvollsten vor.

Wie man sich bettet, so schläft man

Ein Drittel aller Menschen bei uns schläft schlecht, weiß man aus Untersuchungen und Hochrechnungen – für die Betroffenen eine schlimme Sache. Die Nacht beginnt für sie mit der unglücklichen Erwartung, daß der Schlaf heute wieder nicht kommen könnte. Die Zweifel werden zur sich selbst erfüllenden Prophezeiung: Mit dem Schlafen klappt es dann wirklich nicht. Quälendes Wachliegen bewirkt am Morgen das Gefühl, gerade erst eingeschlafen zu sein, wenn der Wecker klingelt. Die Muskeln von Schulter und Nacken und dem unteren Rücken sind verspannt und schmerzen – wenigstens die ersten Stunden nach dem Aufstehen.

Schlechtes Schlafen hat zwei mögliche Ursachen: Es kann *einmal* damit zusammenhängen, daß man zuviel Probleme mit ins Bett nimmt oder daß man sich zu wenig bewegt, *zum anderen* liegt es unter Umständen ganz einfach an einem Bett, das dem Rükken, der Muskulatur und der Wirbelsäule – genauer, den Bandscheiben – keine Erholung gönnt. Dieser zweite Aspekt sollte unbedingt auch diejenigen interessieren, für die Schlaflosigkeit (noch) überhaupt kein Problem ist.

Doch bleiben wir bei der erstgenannten Ursache von Schlafproblemen: Kein Wunder, wenn im Dunkeln, sobald alle Ablenkungsmanöver nicht mehr funktionieren, ungelöste Probleme in uns aufsteigen und den erholsamen Schlaf nicht an uns heranlassen. Konflikte und Streß am Arbeitsplatz, belastende und lieblose Beziehungen, vermutet der Ratgeber »Rückenschmerzen« der Stiftung Warentest (siehe Seite 61), bringen uns am häufigsten um den Schlaf.

Ohne Frage behindern aber auch späte und aufregende Fernsehfilme oft genug das Einschlafen. Es ist ein weitverbreiteter Irrtum, daß Fernsehen entspannt. Fernsehen *lenkt ab* und kann nur dadurch beim Abschalten helfen, daß es quälende Gedanken verdrängt. Wenn das Programm meine Aufmerksamkeit aber fesselt, dann beschäftigt es nicht nur meinen Kopf, sondern setzt auch meine Muskulatur unwillkürlich in Bewegung. In jüngster Zeit sind Geräte entwickelt worden, die auch feinste Muskelanspannungen bei Fernsehsendungen registrieren. Diese Apparate führen überzeugend vor, daß Fernsehen nicht entspannt, sondern daß Angst, Not, Glück und Liebe auf dem Bildschirm unsere Nacken-, Rükken-, Atem- und Verdauungsmuskulatur beinah ebenso zusammenziehen können wie reale Erlebnisse.

Es wundert also nicht, daß sich die Fernsehspannung vom Abend später im Bett nicht sogleich in Schlafentspannung auflöst. Mancher, der scheinbar gut schläft – es gibt auch den Fluchtschlaf vor Problemen – wacht dann am Morgen wie gerädert auf.

Aber auch der Bewegungsmangel tagsüber kann Ursache für Schlafprobleme sein. Nichtbewegte Muskulatur verspannt sich leicht, und die Durchblutung kann nicht ausreichend funktionieren. Darüber hinaus sinkt der Blutdruck nachts normalerweise etwas ab, was die Durchblutung der Muskulatur zusätzlich erschwert. Der Mensch wälzt sich mit Muskelschmerzen im Bett herum und kann nicht schlafen.

Schließlich der Aspekt, der alle interessieren sollte: Es kann natürlich auch am Bett liegen, wenn sich Wirbelsäule und Muskulatur in der Nacht nicht ausreichend erholen.

Auch für das Liegen gilt: Die Wirbelsäule möchte am liebsten, vor allem wenn es sich um solch lange Zeiträume wie die ganzen Nächte handelt, in ihrer natürlichen S-Form bleiben. Das ist nicht nur bei ganz weichen, sondern auch bei ganz harten Unterlagen schwer zu realisieren. Gute Matratzen (zum Beispiel aus Latex) passen sich dem Körper sowohl in der Rücken- als auch in der Seitenlage an, geben den verschiedenen Körperwölbungen nach (Schultern, Hüften, Hinterteil), ohne den Körper im ganzen ein-

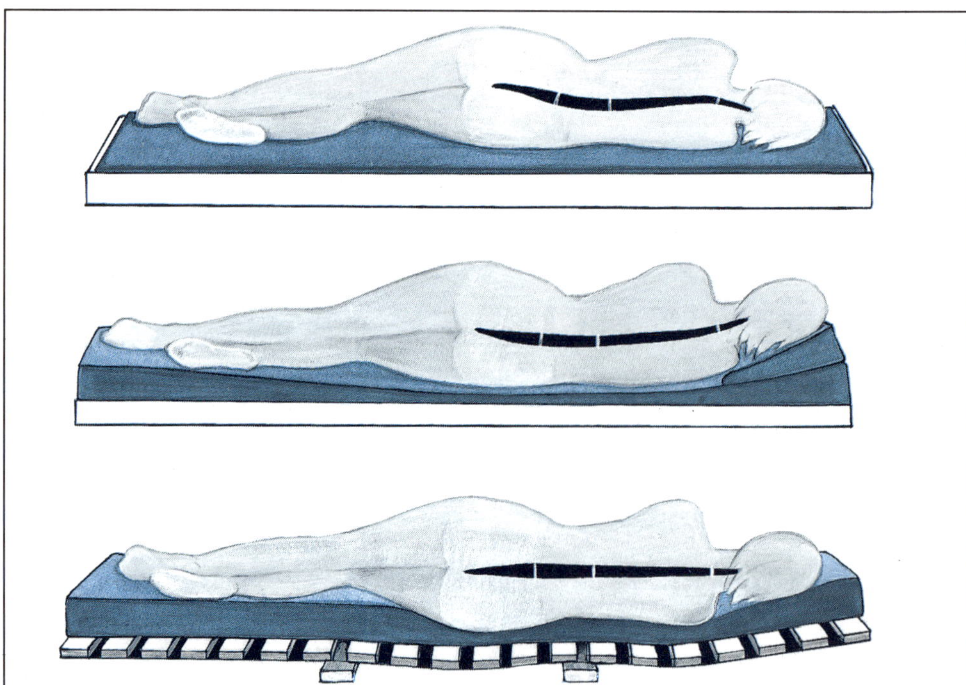

Weder eine zu harte Unterlage (oben) noch eine zu weiche (Mitte) lassen eine gesunde Haltung zu. Das Bild unten zeigt die richtige Lage

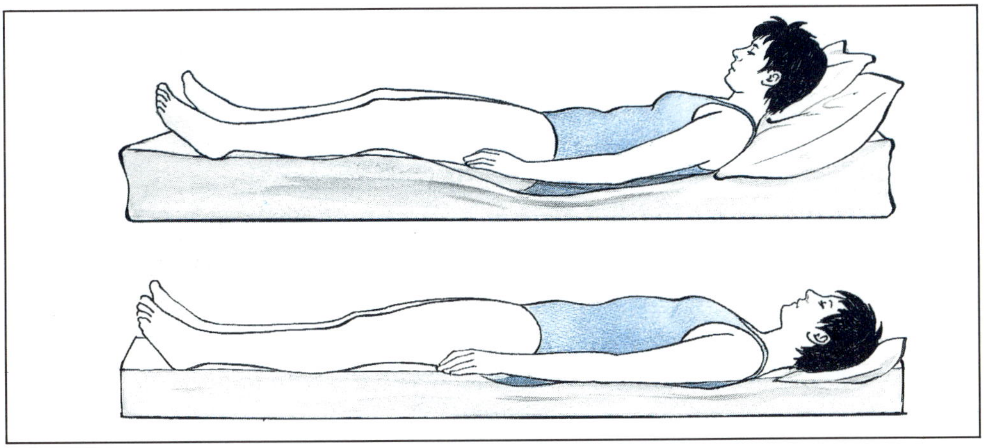

Auch in der Rückenlage sollte die Matratze Ihre Wirbelsäule richtig stützen

sinken zu lassen. Diese Betten unterstützen in der Rückenlage und in der Seitenlage die natürliche Krümmung der Wirbelsäule. Gute Matratzen sind leider sehr teuer, aber sie können für unser aller Gesundheit Gold wert sein, auch für die unserer Kinder! Ebenso wichtig wie die Matratze sind kleine Kissen, die Kopf und Hals im Schlaf stützen, so daß beide die natürliche Verlängerung der Wirbelsäule bleiben und nicht »abgeknickt« werden. Das geschieht leicht durch prall gefüllte Kissen, was dann zu Verspannungen der Nackenmuskulatur führt. Eine Auswahl geeigneter Kissen gibt es in medizinischen Warenhäusern. Weil auch diese Kissen nicht ganz billig sind, sollten Sie ein Probeschlafen – das Kissen mit einem Handtuch umwickelt – vereinbaren.

Folgendes kostet dagegen nichts, tut jedoch der Muskulatur und der Wirbelsäule gut: Wenn der Wecker morgens klingelt, sollten Sie nicht sofort aus dem Bett springen und damit den Kreislauf, die »weichgeschlafene« Muskulatur und die gelockerten Wirbel gleichermaßen in Verlegenheit bringen. Gönnen Sie sich ein ausgedehntes Räkeln, und rollen Sie erst »rückengerecht« über die Seite, um anschließend aufzustehen. Sie geben damit der über Nacht entspannten Muskulatur die Chance, sich wieder in Arbeitsbereitschaft zu bringen, sich also ein wenig vorzuspannen, so daß Sie nicht schwanken oder sich gar auf dem Weg ins Bad das Knie am Türrahmen stoßen, weil das Bein noch nicht so will wie Sie wollen. Wünschenswert wäre schließlich, daß sich

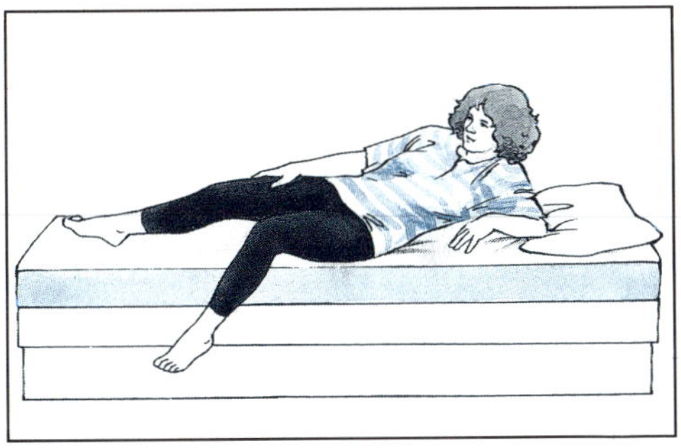

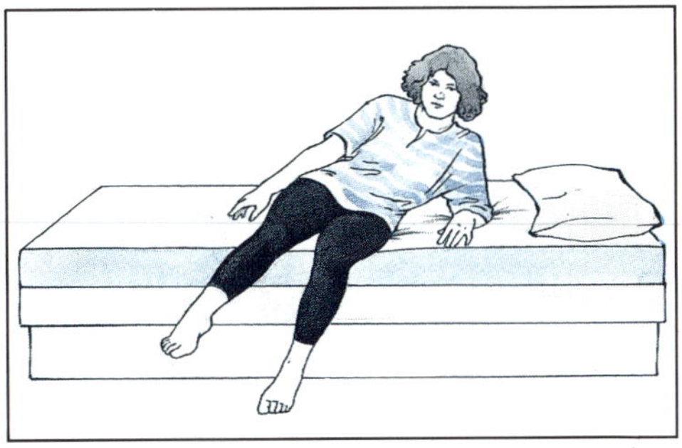

Wenn Sie aufstehen wollen, gönnen Sie sich zuerst ein Räkeln, und rollen Sie sich danach rückengerecht über die Seite in den Sitz

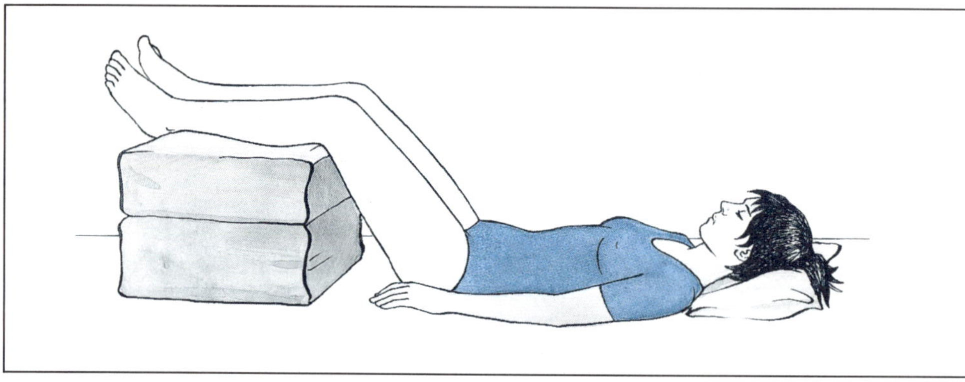

Die Stufenlagerung

jeder von uns auch tagsüber immer wieder die Gelegenheiten schafft, die Beine hochzulegen, und zwar in der Stufenlagerung – man liegt auf dem Rücken, die Beine so angezogen, daß Hüfte und Knie einen rechten Winkel bilden –, weil sie die beste Entlastung für die Bandscheiben bringt. Wenn die Bandscheiben ihre Stoßdämpferfunktion lange erfüllen sollen, müssen sie sich ausreichend »ernähren« können. Das tun sie – wenn sie genug Zeit dafür bekommen –, indem sie sich in der Entspannungslage mit Flüssigkeit aus ihrer Umgebung vollsaugen. Nehmen die Bandscheiben ihre Aufgabe als Stoßdämpfer wahr, geben sie wieder Flüssigkeit ab. Entlastung und Bewegung sind für die Versorgung der Bandscheiben also gleichermaßen wichtig.

Aufwärmen

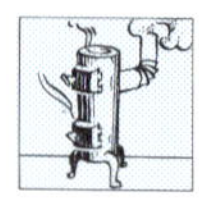

Bevor Sie sich nun mit der Kräftigungs- und der Dehnübung der zweiten Woche beschäftigen, beginnen Sie, wie gewohnt, mit dem Aufwärmen. Nutzen Sie dazu die Übungen von Seite 20 bis 22, die zugleich auch Ihren Kreislauf in Schwung bringen.

Das diagonale Arm-Bein-Heben

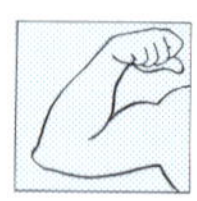

An das Bewegungsprogramm der ersten Woche schließen Sie nun diese neue Übung an. Das diagonale Arm-Bein-Heben hat im Verhältnis zur geringen Anstrengung einen außerordent-

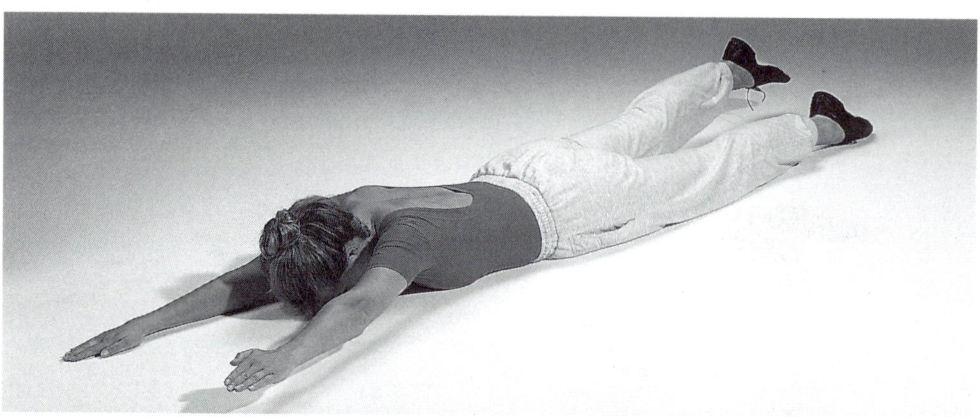

Das diagonale Arm-Bein-Heben

lich hohen positiven Effekt für Ihre Rückenmuskulatur, und es trainiert gleichzeitig die Muskelpartien der Körpervorderseite mit. Legen Sie sich auf den Bauch, strecken Sie beide Arme nach vorn. Drücken Sie mit leicht zunehmender Spannung und gleichmäßiger Atmung den rechten Arm und das linke Knie fest gegen den Boden, und heben Sie dabei den linken Arm und Ihr rechtes Bein gestreckt hoch – das muß nicht besonders weit nach oben sein. Halten Sie die Spannung etwa 10 Sekunden, und lassen Sie dann langsam wieder locker. Führen Sie die Übung auch gegengleich aus, auf jeder Seite 3mal.

Dehnung der vorderen Hüftmuskulatur

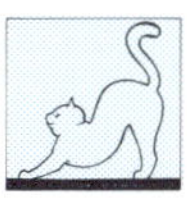

Kommen Sie nach der Kräftigungsübung aus der Bauchlage in den Fersensitz, und ruhen Sie sich einen Moment aus. Machen Sie dann einen Ausfallschritt, indem Sie den rechten Fuß weit nach vorn aufstellen, während Sie mit dem linken Knie am Boden bleiben (eventuell auf einem Kissen). Legen Sie die Unterarme oder die Hände auf dem vorderen Oberschenkel ab. Dann schieben Sie das rechte Knie und damit auch die rechte Hüfte so weit nach vorn, bis Sie eine Dehnung in der linken Hüftmuskulatur spüren, die Sie etwa 20 Sekunden halten. Dann das Bein wechseln. Kommen Sie zurück in den Fersensitz, halten Sie einen Moment inne, und bereiten Sie sich auf die Entspannungsübung vor.

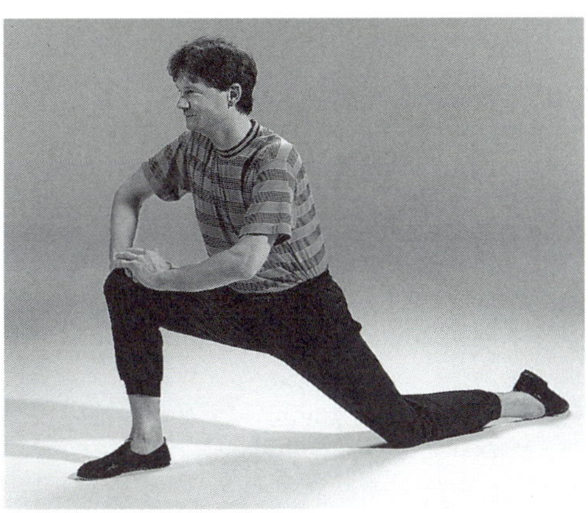

Dehnen der vorderen Hüftmuskulatur

Entspannungsübung

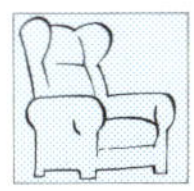

Machen Sie es sich bequem (siehe Seite 24) und sorgen Sie dafür, daß Sie nicht gestört werden. Auch mit anfangs noch störenden Gedanken oder von außen eindringenden Geräuschen werden Sie von Mal zu Mal immer besser zurechtkommen. Ihrer entspannten inneren und äußeren Verfassung entspricht es, eventuell ungewollt aufsteigende Gedanken während der Übung nicht gewaltsam ignorieren oder wegdrängen zu wollen. Sie registrieren sie und wenden sich immer von neuem gelassen der Übung zu und schenken Ihre gesammelte Aufmerksamkeit dem Körperteil oder der Empfindung, die gerade angesagt sind. Das gleiche gilt für unerwartete Geräusche. Statt sich von ihnen stören zu lassen, akzeptieren Sie sie. Sie wundern sich vielleicht schon nach wenigen Wochen, wie gut Sie alle Geräusche inzwischen integrieren können. Das gilt allerdings nicht für Menschen oder auch für Tiere, die während Ihrer Übung durch den Raum laufen. Beenden Sie eine Entspannungsübung stets mit einer kurzen Anspannung aller Gliedmaßen, bevor Sie aufstehen und sich wieder Alltagstätigkeiten zuwenden. Wie nach dem Schlaf braucht Ihre Muskulatur wieder ihre normale Bereitschaftsspannung.

Achtung beim Zähneputzen

Hat Sie schon jemand angesprochen auf Ihre neue Art, »gerade« zu sitzen? Ist Ihrem Partner aufgefallen, daß Sie seit neuestem morgens aus dem Bett »rollen«? Und hat er schon über Ihre Unnatürlichkeit gefeixt? Wenn Ihnen in nächster Zeit einer über den Weg läuft, der über Ihre »unnatürlichen« Bewegungen spottet, machen Sie doch einmal folgendes Experiment mit ihm: Fordern Sie ihn auf, die Hände zu falten und zu schauen, welcher Daumen obenauf liegt. Dann soll Ihr Gegenüber die Hände ein zweites Mal so falten, daß der andere Daumen oben ist. Für die Hände überhaupt kein Problem, aber ein total ungewohntes Gefühl! Von wegen »Natürlichkeit«! Lassen sie sich also nicht entmutigen, wenn Sie jetzt

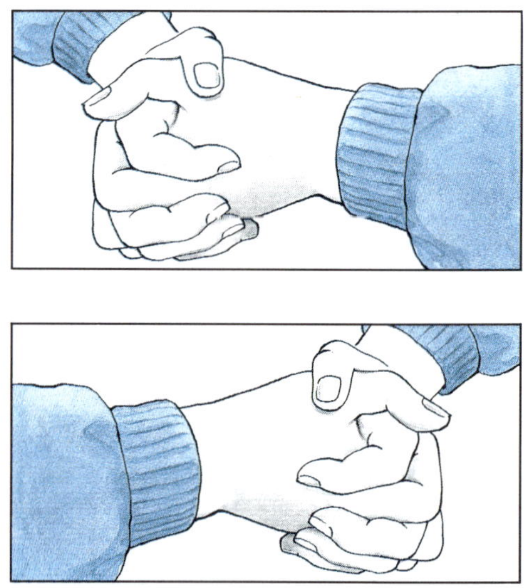

Wie falten Sie die Hände?

lernen, sich vom Aufstehen an im Tagesverlauf auf richtige Weise zu bewegen. Denn jede Veränderung von Gewohntem wirkt zunächst künstlich, überzogen und unelegant, bis aus der Übertreibung eine angemessene neue Bewegung entsteht.
Zähneputzen mit rundem Rücken, tief übers Waschbecken geneigt, ist Gift für die Wirbelsäule. Warum? Weil Sie's ja nicht nur hin und wieder so tun, sondern über Jahrzehnte

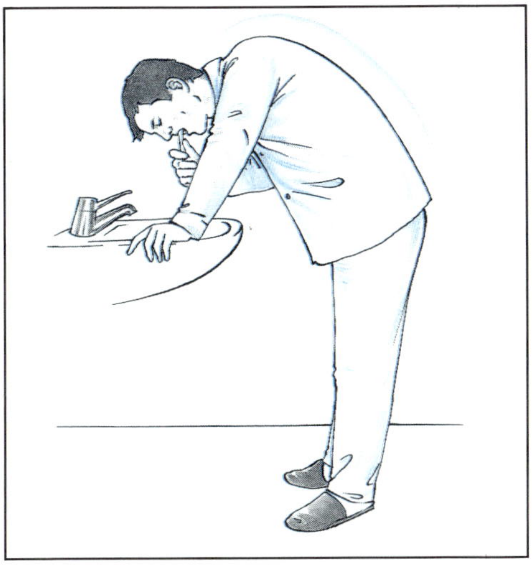

Diese Haltung schadet dem Rücken

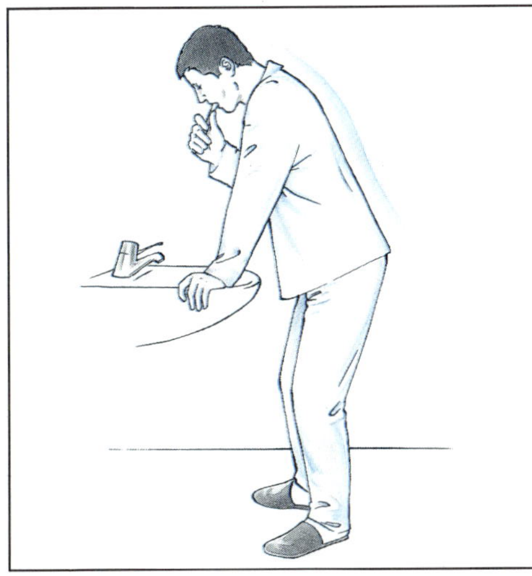

So sollten Sie sich hinstellen

hinweg. Was uns bei dieser Gewohnheit *natürlich* vorkommt, ist eigentlich *ein Unding*: Wir tun so, als hätten wir irgendwo im Rükken ein Gelenk, in dem wir uns bücken. Haben wir aber nicht. Wir belasten mit der Beuge einige Bandscheiben ganz extrem, in der Regel die des Lendenwirbelbereichs. Das Gelenk, in dem wir uns natürlicherweise beugen sollten, sitzt in der Hüfte: *unser Hüftgelenk*.

Mit leicht gebeugten Knien – vielleicht ein Fuß ein wenig vor dem anderen, wegen des Gleichgewichts –, im Hüftgelenk gebeugt – Becken und Wirbelsäule bleiben in ihren normalen Positionen – den freien Arm aufs Waschbecken gestützt, das ist die rückenfreundliche Haltung beim Zähneputzen. Natürlich geht das auch aufgerichtet mit dem Zahnputzbecher.

Die neue Haltung beim Zähneputzen hat ihr Gutes: Sie erinnert uns erstens gleich am frühen Morgen daran, achtsam mit unserem Rücken umzugehen, und sie macht uns zweitens nach kurzer Zeit deutlich, daß diese Haltung eine gestärkte Rückenmuskulatur braucht, soll sie nicht schmerzhaft sein. Darüber hinaus zeigt sie uns nach ein paar Wochen auch die Fortschritte unseres Krafttrainings. Und weiterhin ist diese Haltung zugleich ein Teil des natürlichen Trainings im Alltag, das selbstverständlich auch immer dann schon geschieht, wenn wir Bewegungen über längere Zeit hin in der noch ungewohnten, aber rückenfreundlichen Haltung ausführen.

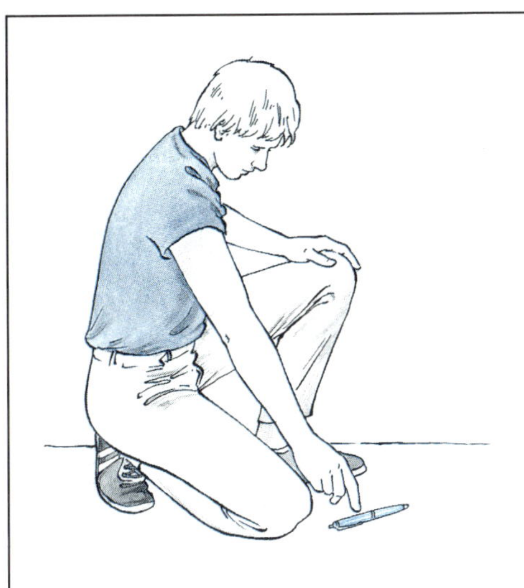

So heben Sie leichte Dinge richtig auf

Eine weitere Gelegenheit, sich mit krummem Rücken zu schaden, kommt spätestens beim Schnürsenkelbinden. Setzen Sie

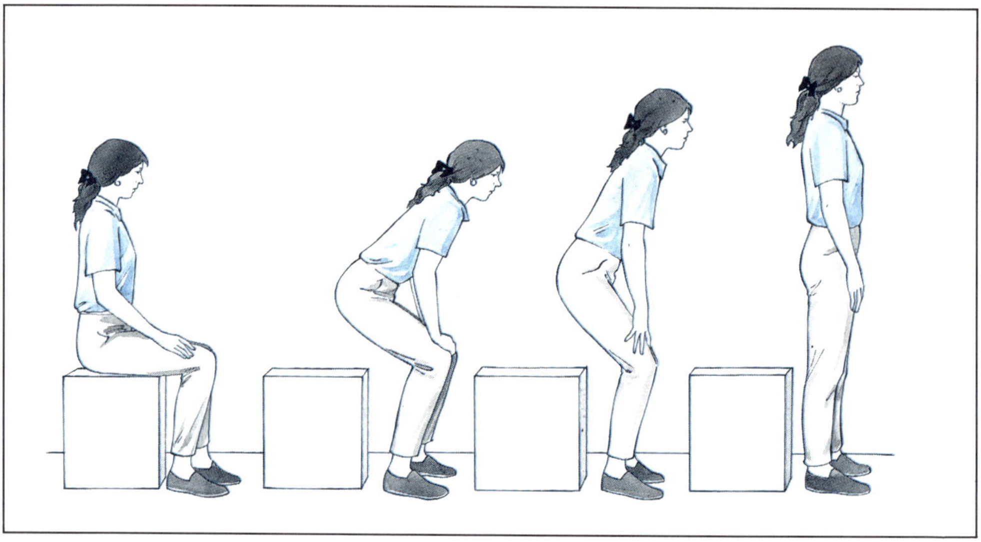

Den richtigen Bewegungsablauf beim Aufstehen sollte man sich einprägen

statt dessen dazu ein Knie auf dem Boden auf; der leicht nach vorn gebeugte Rücken bleibt in sich gerade! Eine Position, aus der heraus man auch mal eben einen leichten Gegenstand aufhebt, den Kugelschreiber zum Beispiel (siehe Abbildung Seite 31).
Wenn Sie im *Sitzen* frühstücken, geben Sie mir Gelegenheit, kurz das *Setzen* und das *Aufstehen* anzusprechen. Anfangs wirkt auch dabei der geradegehaltene Rücken steif. Aber schon nach relativ kurzer Zeit der Achtsamkeit wirkt das neue Platznehmen keineswegs mehr gekünstelt. Zum Aufstehen kippen Sie noch im Sitzen den geraden Rücken so weit in der Hüfte nach vorn, bis es in Ihren Oberschenkeln aus Gleichgewichtsgründen einen natürlichen Impuls gibt, die Beine zu strecken und vollends aufzustehen.
Achten Sie aber darauf, daß Sie im Stand nicht ins Hohlkreuz rutschen. Am besten, Sie prägen sich den Bewegungsablauf in beide Richtungen – sich setzen und aufstehen – für ein Weilchen immer einmal wieder *in Zeitlupe* vor dem Spiegel ein. Mehrere solcher Handlungssimulationen – wie Aufstehen, Zähneputzen, Schuhe zubinden und Sich-wieder-Hinsetzen – hintereinandergebracht und in Zeitlupe ausgeführt, das kann nicht nur geradezu etwas ästhetisch Reizvolles haben, es »schleift« in dieser Langsamkeit und Bewußtheit die neuen Bewegungsmuster auch wirkungsvoller ein.
Kurz noch einmal zurück an den Frühstückstisch; hier könnte der ideale Ort sein, an dem Sie sich in aufgerichteter, das heißt offener, mutiger, selbstbewußter und nicht steifer Haltung für den Tag sammeln, seine wichtigsten Stationen vor Ihrem inneren Auge vorwegnehmen und die Ereignisse dabei schon ein wenig in den Griff bekommen. Bauen Sie sich an dieser Stelle ganz bewußt Ihr gutes Körpergefühl auf. Ihr Körper ist nicht dazu da, Ihren Kopf zur Arbeit zu tragen, Sie *sind* Ihr Körper, zwischen Kopf und Körper laufen unentwegt Meldungen hin und her, die Ihr ganzheitliches Selbstgefühl ausmachen.

Aufwärmen

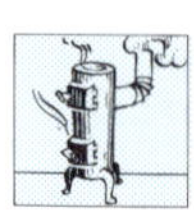

Wärmen Sie sich 3 bis 4 Minuten lang mit den Übungen von Seite 20 bis 22 auf, die Ihre Muskulatur und Ihren Kreislauf rasch in Schwung bringen.

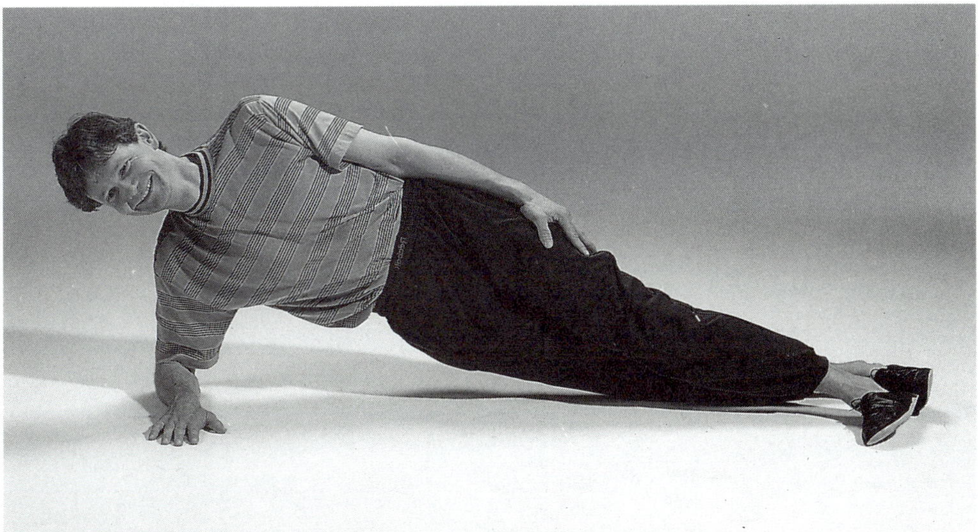

Die etwas anstrengendere Form der Kräftigungsübung

Kräftigung der seitlichen Körpermuskulatur

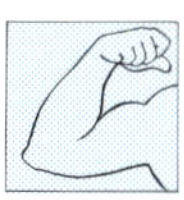

Für diese Übung legen Sie sich auf die rechte Seite, stützen sich auf Ihren Unterarm (eventuell ein Kissen unterlegen), so daß sich der Ellbogen unter Ihrem Schultergelenk befindet. Die Beine sind gestreckt, das obere Bein liegt vor dem unteren. Ziehen Sie die Fußspitzen leicht an, denn damit spannen Sie Ihre Beinmuskulatur an. Jetzt heben Sie Ihr Becken von der Unterlage ab und versuchen, Ihren Körper etwa 10 Sekunden in gerader Linie zu halten, den Kopf in der Verlängerung der Wirbelsäule. Dies probieren Sie mit Pausen 3mal hintereinander, bevor Sie auf die gleiche Weise die seitliche Muskulatur der anderen Seite trainieren.
Ist Ihnen diese sehr wirkungsvolle Übung vielleicht anfangs zu anstrengend, dann trainieren Sie zu Beginn mit dieser leichteren Variante: In der gleichen Position beugen Sie Ihre Beine im Kniegelenk, so daß die Knie übereinanderliegen. Mit dem unteren Knie stützen Sie sich auf dem Boden ab, wenn Sie das Becken von der Unterlage abheben. Später steigern Sie die Belastung langsam – finden Sie dabei selbst Ihr Maß. Einerseits müssen alle Übungen anstrengend genug sein, damit die Muskulatur tatsächlich gereizt wird, sich zu vergrößern, und um einen Kraftgewinn zu erzielen – andererseits sollten Sie beim Üben stets ruhig und gleichmäßig weiteratmen können und damit das Gefühl eines harmonischen Vorgangs behalten. Sollten Sie während der Kraftübung leiden, sind Sie »auf dem falschen Dampfer«!
Die Übungen der Tele-Rückenschule strengen zwar auch an, aber die Ausführung muß immer ein gutes Körpergefühl zulassen. Nach der anschließenden Entspannung sollten Sie nie das Gefühl von *Verausgabung* – also fix und fertig zu sein –, sondern das von *Gesammeltheit* haben.

Die Mondsichel

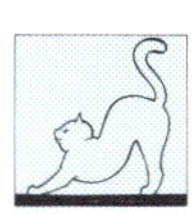

Bei der folgenden Dehnübung kommt es darauf an, daß sie die eben angespannte und verkürzte Muskulatur der Körperseiten wieder aufdehnt. Das gelingt, indem Sie mit Ihrem Körper Mondsicheln nach beiden Seiten

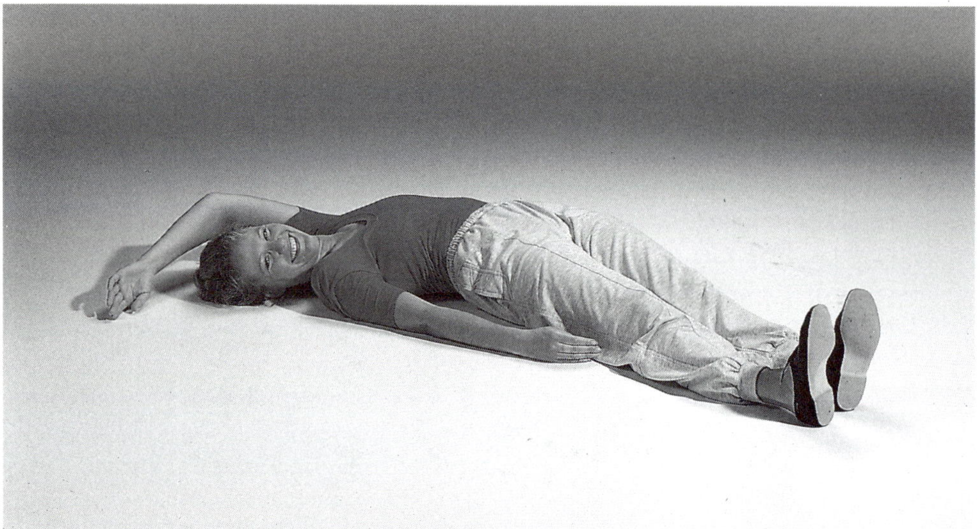

Die Mondsichel hilft, die Körperseiten zu dehnen

formen: Sie legen sich dafür auf den Rükken, beide Arme neben dem Körper. Dann heben Sie den linken Arm über den Kopf und wandern mit den Fersen in Trippelschrittchen nach rechts. Dabei soll das Gesäß immer vollständig auf dem Boden bleiben und nicht, wozu es bei dieser Übung neigt, mit der einen Pobacke abheben. Rechter Arm und rechte Schulter ziehen den Füßen ein wenig entgegen. Der linke Arm und der Kopf runden die Mondsichel noch weiter ab. Sie spüren die Dehnung jetzt in der linken Körperseite und versuchen, diese Wahrnehmung noch mit bewußtem »Hineinatmen« in die gedehnte Seite deutlich zu verstärken – schicken Sie den Luftstrom des Atems dazu in Gedanken tief in den Körper hinein, bis in die gedehnte Muskulatur. Nach etwa 20 Sekunden lösen Sie die Dehnung wieder auf, lassen die Fersen mit denselben kleinen Schrittchen zurück zur Mitte wandern und nehmen beide Arme wieder neben den Körper. Für kurze Zeit spüren Sie in Ihren Körper hinein. Welchen Unterschied nehmen Sie zwischen beiden Körperseiten wahr? Danach dehnen Sie entsprechend die rechte Körperseite für 20 Sekunden oder mehr, wenn Ihnen danach ist.

Entspannungsübung

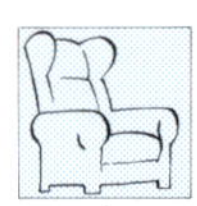

Übung heißt diese passive Entspannung übrigens deshalb, weil Sie sogar mit der Absicht, bloß zu genießen, nicht umhin können, etwas zu lernen. Nämlich durch die wiederholte Aufmerksamkeit, die Sie Ihrem Körper im Liegen und bei geschlossenen Augen schenken, üben Sie zum einen ganz unangestrengt Ihre Konzentrationsfähigkeit. Das werden Sie nach einer Weile selbst daran merken, daß es Ihnen immer leichter fällt, auch ohne Anleitung zum Beispiel eine sogenannte *Reise durch den Körper* zu unternehmen, ohne sich von abschweifenden Gedanken stören zu lassen. Zum anderen wächst von Mal zu Mal Ihre Wahrnehmungsfähigkeit hinsichtlich Anspannung und Entspannung, spürbar vor allem am Grad der Schwere und Wärme Ihrer Gliedmaßen.

Den idealen Stuhl gibt es nicht

Betrachtet man sich die Werbeseiten für moderne Bürosessel in den Zeitschriften und schaut in ein Büro unserer Tage, ist man schier überwältigt: Toll, was die Hersteller mit ihren Ingenieuren, Ergonomen und Psychologen für den sitzenden Menschen entwickelt haben. Schalensitze, die sich der individuellen Körperform, den Armlängen, Schulterhöhen, Beinabständen jedes Menschen millimetergenau anpassen lassen. Der Büromensch muß sich nur, wie auf den technischen Zeichnungen vorgemacht, brav hineinsetzen und losarbeiten – bekommt er dann noch Probleme, sprich Rücken- oder Nackenschmerzen, kann er nur noch selbst schuld sein!

Setzte sich wirklich einer steif und starr in die vorgestanzte Form, um so seinen Arbeitstag zu verbringen, es wäre schlimm für ihn. Zum Glück tut es ja auch keiner. Denn so ein statisches, eingepaßtes Sitzen ist natürlich für die Wirbelsäule auch dann alles andere als gesund, wenn sie genau in die von uns propagierte, aufgerichtete natürliche Form gepreßt würde. Die Wirbelsäule, die Muskulatur und die Bandscheiben brauchen, wie der gesamte Organismus, nichts so dringend wie *Bewegung!* Auch und gerade im Sitzen.

Also bleiben die Menschen auch nicht in der von den Büromöbelherstellern propagierten »bequemen« Arbeitshaltung. Aber was tun sie statt dessen: Sie fallen früher oder später in den scheinbar angenehmen Rundrücken und stauchen dabei über Jahre hinweg auf immer gleiche Weise ihre Bandscheiben, leiern sogar die haltenden Bänder zwischen den Wirbel aus und bereiten so den Bandscheibenvorfall systematisch vor. Zu allem Überfluß geraten in der gebückten Haltung mit hochgerecktem Hals die Nackenwirbel in eine besonders ungünstige Belastungsposition. Schulter- und Nackenmuskeln verspannen sich dauerhaft, Schmerzen sind die Folge.

Sie sehen, den idealen Stuhl gibt es nicht und kann es nicht geben!

Es gibt nur ein richtiges Sitzen, von den Rückenspezialisten *dynamisches Sitzen* genannt. Das bedeutet, daß sich der Mensch, solange er es ohne Ermüdung kann, in der aufgerichteten, für die Wirbelsäulenform optimalen Haltung bewegt – auch im Sitzen – sich um sein Körperlot nach vorn, nach hinten, zur Seite hin bewegt. Durch dieses »Hibbeln« auf dem Sitz, wie man es uns in der Kindheit mit mehr oder weniger Erfolg auszutreiben versuchte, werden die Stützmuskeln des Bauches, des Rückens und sogar der Beine ideal im Wechsel angespannt und entspannt, also auch trainiert. Natürlich ist dieses aufgerichtete dynamische Sitzen nicht über Stunden auszuhalten. Die gesamte, an der Aufrichtung beteiligte Muskulatur muß sich nach einer Weile wenigstens kurz entspannen und erholen können. Man lehnt sich dann günstigerweise zurück, erledigt Dinge im Stehen und Gehen oder gönnt sich gar eine Dehnpause.
Das richtige dynamische Sitzen ist nicht das einzige, was das rückenfreundliche Arbeiten im Büro ausmacht. Die *Sitzhöhe* muß so eingestellt sein, daß Ober- und Unterschenkel einen rechten Winkel bilden und die Füße flach aufstehen können. Es gibt sogar Sitzkeile aus Schaumstoff, die man sich auf die Sitzfläche legen kann, um die Neigung des Beckens so zu beeinflussen, daß sich Becken und Wirbelsäule fast wie von selbst aufrichten. Es gibt auch einen Schreibtischstuhl, der diese Schrägstellung der Sitzfläche ermöglicht.
Außerdem soll die *Schreibtischhöhe* so einstellbar sein, daß man sich bei aufrechter Sitzhaltung zuweilen mit den Armen abstützen kann. Dies entlastet zwischendurch Wirbelsäule und Haltemuskulatur.
Um das dynamische Sitzen zu üben, eignet sich ein Kniestuhl. Er ist mit seiner nach vorn geneigten Sitzfläche, den Beinstützen und den beweglichen »Kufen« so konzipiert, daß er das »Hibbeln« bei aufgerichtetem Becken ohne Anlehnmöglichkeit geradezu provoziert. Es macht wirklich Spaß, mit diesem Stuhl nebenbei die gesamte Muskulatur, die es nötig hat, zu trainieren: die Rükken- und die Gesäßmuskulatur ebenso wie die Bauchmuskulatur.

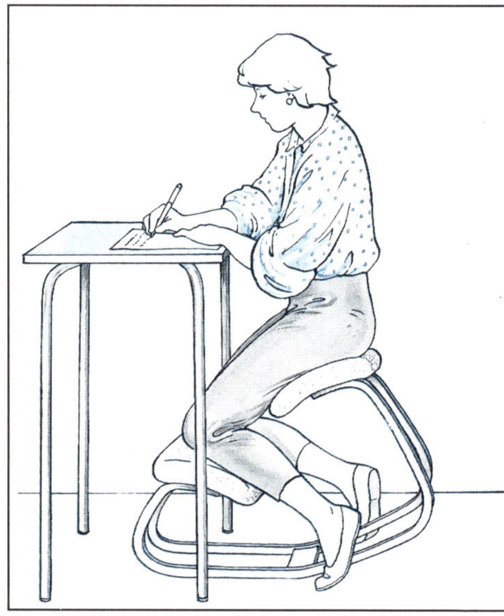

Ein Kniestuhl läßt dynamisches Sitzen üben

Allerdings ist das beste Sitzen für die natürlichen Bedürfnisse der Wirbelsäule schlechter als einfaches, aufgerichtetes *Stehen.* Im Büro bedeutet das, daß man sich beispielsweise angewöhnen könnte, längere Telefonate im Stehen oder Gehen zu erledigen.
Die immer wieder gebrauchten Schreibutensilien könnte man absichtlich statt in der Schublade ein wenig weiter entfernt im Regal lagern, um dadurch öfter mal zum Aufstehen genötigt zu werden. Stehpulte mit einem Fußbänkchen, das die bessere Beckenstellung im Stehen noch zusätzlich unterstützt, könnten wieder Verwendung finden.
Und schließlich möchte ich in der Tele-Rückenschule unbedingt die Forderung vieler Rückenspezialisten unterstützen, mindestens jede Stunde eine *kurze Arbeitspause* einzulegen zur Mobilisierung der bei sitzender Arbeit zur Verspannung neigenden Muskulatur. Solche Übungen, allein oder zu mehreren im Büro gemacht, können fürs

Wohlbefinden wahre Wunder bewirken. Es gibt bereits etliche Betriebe, in denen sich die Geschäftsleitungen davon haben überzeugen lassen.
Hier meine Büroübungen, die Sie auch gesammelt auf einem Faltblatt wiederfinden:

- **Den Brustwirbelsäulenbereich dehnen und mobilisieren**
  Setzen Sie sich in Ihrem Stuhl ganz zurück. Die Stuhllehne sollte in Höhe der Schulterblätter enden. Verschränken Sie die Hände hinter dem Kopf, und dehnen Sie langsam den Oberkörper über den Stuhl nach hinten.

- **Dehnung der seitlichen Hals- und Nackenmuskulatur**
  Legen Sie im aufrechten Sitzen die linke Hand über Ihren Kopf ans rechte Ohr, mit der anderen Hand halten Sie sich unter dem Stuhl fest. Ziehen Sie jetzt Ihren Kopf behutsam zur linken Seite, die rechte Hand zieht gleichzeitig am Stuhlsitz. Halten Sie die sanfte Dehnung etwa 20 Sekunden, bevor Sie die Übung auch gegengleich ausführen.

- **Dehnen der vorderen Oberschenkelmuskulatur**
  Stellen Sie sich neben Ihren Stuhl, und stützen Sie sich mit Ihrer linken Hand auf. Beugen Sie Ihr rechtes Bein und umfassen Sie Ihren Fuß in der Höhe des Gelenks. Ziehen Sie den rechten Fuß langsam nach hinten oben, bis Sie eine Dehnung in der vorderen rechten Oberschenkelmuskulatur spüren. Achten Sie darauf, dabei nicht ins Hohlkreuz zu geraten. Nach etwa 20 Sekunden üben sie mit dem linken Bein.

- **Dehnen der hinteren Oberschenkelmuskulatur**
  Stellen Sie die Ferse eines Fußes mit leicht gebeugtem Knie auf den Stuhl und richten Sie den Oberkörper auf.

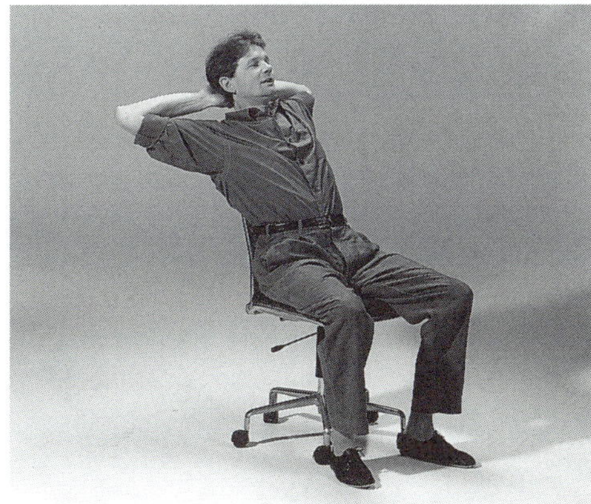

Dehnen des Brustwirbelsäulenbereichs

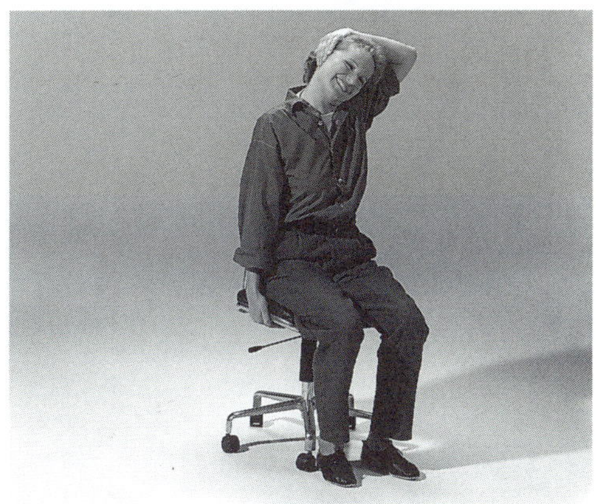

Dehnen der seitlichen Halsmuskulatur

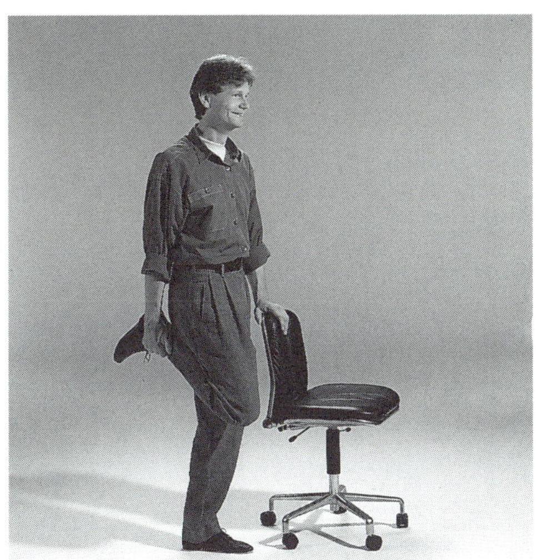

Dehnen des vorderen Oberschenkels

Lassen Sie ihn in dieser Stellung, während Sie langsam das Knie strecken, bis eine Dehnung in der hinteren Oberschenkelmuskulatur des aufgestellten Beines zu spüren ist. Nach etwa 20 Sekunden Wechsel des Beines.

→ **Dehnung der vorderen Hüftmuskulatur**
Nachdem Sie dafür gesorgt haben, daß Ihr Stuhl nicht wegrollen kann, setzen Sie Ihren linken Fuß in Schrittstellung darauf. Stützen Sie sich mit den Armen auf das rechte Bein. Schieben Sie langsam die Hüfte nach vorn, bis Sie eine Dehnung der vorderen rechten Hüftmuskulatur spüren. Halten Sie die Dehnung etwa 20 Sekunden und wechseln Sie dann das Bein.

Es ist nicht nötig, in jeder Arbeitspause alle 5 Dehnübungen zu machen, aber im Laufe eines Arbeitstages könnten sie alle einmal

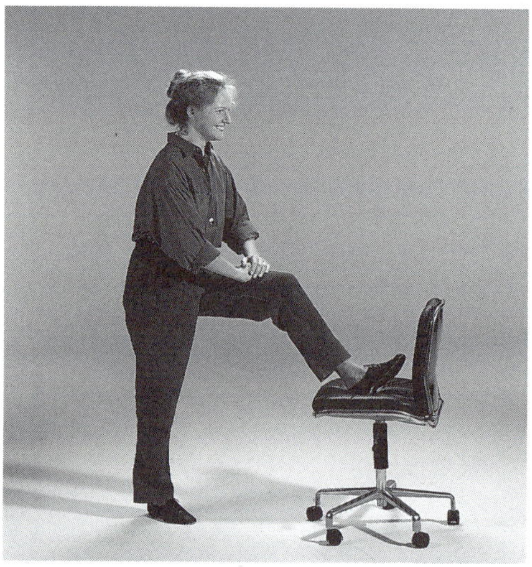

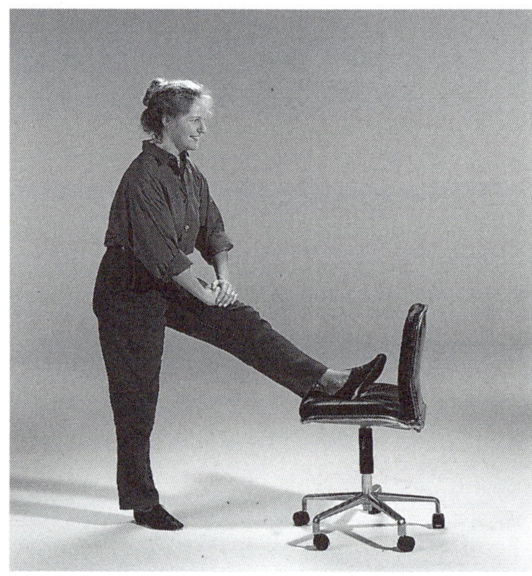

Zur Dehnung der hinteren Oberschenkelmuskulatur sollte Ihr Stuhl sicher stehen

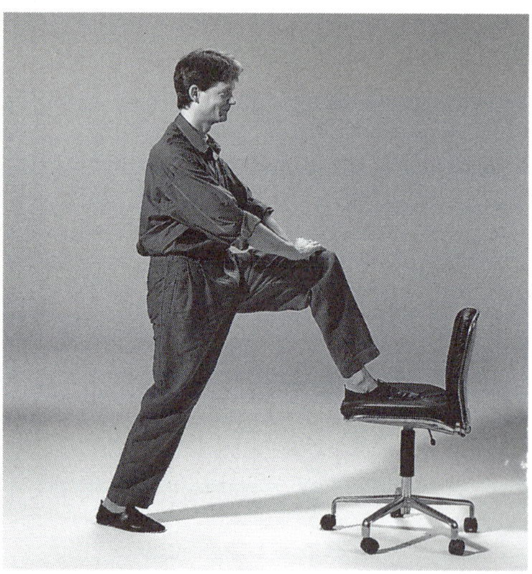

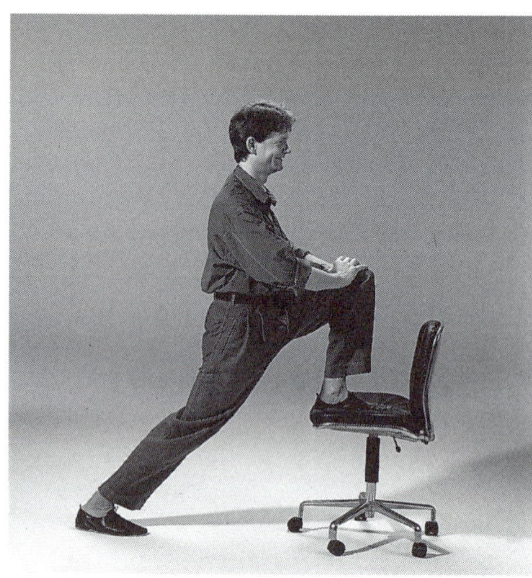

Die Dehnung der vorderen Hüftmuskulatur

drankommen. Denn dabei werden genau die Muskeln gedehnt, die durch Büroarbeit zur Verkürzung neigen. Dies aber bedeutet: Zunächst eine unmerkliche Einschränkung und später eine ganz deutlich sichtbare Einengung des Bewegungsspielraums. Diese geht fast immer mit plötzlich auftretenden und dann chronisch werdenden Schmerzen einher, zum Beispiel im Lendenwirbelbereich, die durch gezielte Gymnastik behoben werden können.

Klar ist, daß der häufige Bewegungsmangel in der Freizeit mit zu den verheerenden Auswirkungen einseitiger Belastungen im Büro und allgemein bei der Arbeit beiträgt. Aber wir haben auch begriffen: Wie sich jemand hinsetzt, wie er steht, geht und arbeitet hat mit mehr als mit dem Arbeitsmobiliar und dem Freizeitausgleich zu tun. Überforderung kann dauernde Angespanntheit hervorrufen, Unterforderung und mangelnde Anerkennung lassen einen resigniert in den Rundrücken fallen – manche machen sich ganz klein in ihrem Stuhl, um nicht aufzufallen und gehänselt zu werden. Kündigungsangst kann ebenso zu Verspannungen führen, wie andauernde angestrengte Leistungsbereitschaft; sind diese über Monate, vielleicht sogar über Jahre zum Normalzustand geworden, geht die Fähigkeit, sich zu entspannen, völlig verloren.
Statt den Konkurrenzdruck auszuhalten oder es zuzulassen, daß sich bloße Verstimmungen zwischen Kollegen einfach breitmachen (bis auch sie chronisch sind), sollten Sie vielleicht häufiger alle miteinander die Dehnübungen machen. Gesundheit und soziales Wohlbefinden hängen ja so eng zusammen...

Aufwärmen

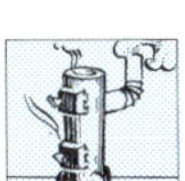

Bereiten Sie sich, wie gewohnt, mit den Aufwärmübungen von Seite 20 bis 22 auf das Programm vor.

Die Übergänge zwischen den Kräftigungs- und Dehnübungen

In dieser Woche sollten Sie beim Üben Ihre ganze Aufmerksamkeit auf die verschiedenen Übergänge zwischen den einzelnen Stationen richten.
Wenn wir uns auf der einen Seite zwar sehr viel Mühe geben, eine Übung exakt und wirkungsvoll auszuführen, nach der letzten Anstrengung aber einfach zusammensacken oder ganz unkontrolliert – zum Beispiel mit rundem Rücken – wieder aufstehen, gehen wir ein wenig am Wesen dessen vorbei, was die Tele-Rückenschule vermitteln möchte. Es kommt nämlich darauf an, daß Sie zunehmend selbständig und ohne Anleitung durch dieses Buch oder irgend etwas anderes ein Gefühl für den eigenen Körper und den Zusammenhang zwischen Ihrer inneren und Ihrer äußeren Haltung entwickeln. Sie sollten auch ganz da und präsent sein, wenn Sie eine Übung *beendet* haben. Auch der *Übergang* zur nächsten ist eine Übung; lassen Sie dabei nicht plötzlich alle Aufmerksamkeit fahren, und fallen Sie nicht wieder in unbewußte alte Gewohnheiten zurück.
Wenn es also darauf ankommt, daß Sie *zunehmend* auch die Trennung zwischen Übungszeit und Alltagsleben aufheben, die Achtsamkeit aus dem einen Bereich in den anderen mit hinübernehmen, heißt das natürlich nicht, daß Sie sich nie mehr spontan frei und unkontrolliert bewegen sollen. Im Gegenteil: Die Spontanität ist das Reservoir der vielen nur Ihnen eigenen Bewegungen. Aber Ihre Achtsamkeit wird sich mit der Spontanität treffen, und daraus kann etwas schönes Neues entstehen, auch zum Wohl Ihres Rückens!
Alle Kräftigungs- und Dehnübungen haben wir auf Bodenebene gehalten, obwohl manche Effekte durchaus auch im Stand zu erzielen wären (zum Beispiel durch die Dehnübungen im Büro). Das haben wir des harmonischen Ablaufs wegen getan. Eine gute Gelegenheit auch, jedesmal »rückenge-

recht« aus einer Übung in die andere überzugehen.
Ihre Aufgabe in diesem Kapitel lautet:
Wenn Sie die nächsten Male alle drei Übungen hintereinander machen, besonders auf deren *Übergänge zu achten.*

- Gehen Sie aus dem *Gesundheitsliegestütz* (siehe Seite 23) zunächst in den Fersensitz, schon um ein wenig den Atem zu beruhigen und die Schulter- und Armmuskulatur etwas zu lockern. Dann über den Vierfüßerstand in die Seitenlage.
- *Dehnen Sie die Brustmuskulatur* (siehe Seite 23).
  Achten Sie darauf, in einem harmonischen Bewegungsablauf zu bleiben. Nach Beendigung der Brustmuskeldehnung liegen Sie auf dem Rücken, beide Arme neben dem Körper und spüren der Dehnung nach.
- Zum *diagonalen Arm-Bein-Heben* rollen Sie in die Bauchlage. Also nehmen Sie am besten beide Arme über den Kopf, und legen Sie sie gestreckt ab. Drehen Sie sich dann, indem Sie ein Bein anwinkeln und sein Gewicht über das andere bringen, in die Seitenlage. Jetzt kann die eigentliche Kräftigungsübung (siehe Seite 28) beginnen.
- Zur *Dehnung der vorderen Hüftmuskulatur* (siehe Seite 29) kommen Sie aus der Bauchlage über den Vierfüßerstand wieder kurz in den Fersensitz, um von dort den ersten Ausfallschritt zur Dehnübung zu machen. Nachdem Sie mit beiden Beinen geübt haben, bewegen Sie sich, schon um Ihre Balance gut wiederzufinden, zunächst in den Fersensitz zurück.
- Zur *Kräftigung der seitlichen Körpermuskulatur* (siehe Seite 33) finden Sie den Weg aus dem Fersensitz über den Vierfüßerstand in die seitliche Stütze.
- Für die *Mondsichel* (siehe Seite 33) müssen Sie erneut in die Rückenlage gehen.
  Das geschieht fast von selbst, wenn Sie sich mit einer Rückwärtsbewegung des nicht aufgestützten, angewinkelten Armes auf den Rücken legen.

Entspannungsübung

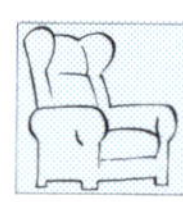

Auch an diesen Übungszyklus mit seinen harmonischen Übergängen schließen Sie nach Möglichkeit wieder eine Entspannungsübung mit oder ohne Musik an.

Wenn die Hexe schießt . . .

Während der Vorbereitung der Tele-Rükkenschule bin ich bei meinen Kollegen auf erstaunlich viele gestoßen, die schon einmal einen Hexenschuß hatten. Was das zweite Überraschende war: Die »Hexe« hatte die meisten in einer sehr ähnlichen Situation getroffen, nämlich beim Be- oder Entladen ihres Autos, vor oder nach dem Einkauf im Supermarkt. Häufig war es beim Umladen eines vollen Getränkekastens vom Einkaufswagen in den Kofferraum passiert. Aber auch beim Griff nach dem Kasten mit Leerflaschen, weit in den Kofferraum gebeugt, kam es zum Malheur: Plötzlich der »Messerstich ins Kreuz«, ein Schmerz, der bis ins Bein zieht, keine Bewegung ist mehr möglich, ohne den Schmerz ins Unerträgliche zu steigern. Und für die nächste Zeit rückte auch beim engagiertesten Kollegen die Wirbelsäule in den Mittelpunkt seines Weltbilds.

Das gleichzeitige Bücken und Drehen ist's, was eine Bandscheibe manchmal vorschiebt, doch auch der unangemessene ruckartige Krafteinsatz, Heben mit gebeugtem Rücken, läßt plötzlich zwei *Wirbel* verrutschen und versetzt die gesamte beteiligte Muskulatur in Alarmspannung. Bretthart werden die Rückenmuskeln, und sie drükken mit gleicher Wirkung auf die umliegenden Nerven wie eine »verrutschte« *Bandscheibe.* Manchmal gehen die Schmerzen nach ein paar Tagen der Ruhe (in der auf Seite 28 gezeigten Stufenlagerung) von allein wieder zurück, manchmal ist eine monatelange ärztliche Behandlung notwendig. Mir kommt es darauf an, solche Unfälle zu vermeiden. Das richtige Heben schwerer Gewichte ist die Vorzeigeübung aller Rükkenschulen. Ob es sich um einen Wasserkasten handelt oder, wie bei Hubert und Andrea auf dem Titelbild, um einen Umzugskarton und eine große Topfpflanze – beim Anheben gilt immer: Zuerst arbeitet der Kopf und dann die Muskulatur! Sie schätzen ein, wie schwer das Gewicht ist, und überlegen, wohin Sie es tatsächlich (wie weit und zwischen welchen Hindernissen hindurch, wo hinauf, wo hinunter) tragen wollen. Dann stellen Sie sich mit leicht gegrätschten Beinen so nah wie möglich an oder über den schweren Gegenstand und beugen Ihre Beine bis zu einem Kniewinkel von etwa 90 Grad. Halten Sie Ihren Rücken gerade, und beugen Sie sich jetzt im Hüftgelenk so weit, bis Sie mit den Händen den Gegenstand sicher fassen können. Spannen Sie ganz bewußt Ihre Bauch- und Rückenmuskulatur an, damit die Wirbelsäule beim Tragen durch die *Rumpfmuskulatur gestützt* wird. Prüfen Sie kurz das Gewicht des Gegenstandes, und heben Sie ihn dann ohne Ruck nahe am Körper hoch. Wenn Sie den Gegenstand an anderer Stelle (beispielsweise im Kofferraum des Autos) absetzen wollen, drehen Sie sich nicht in der Wirbelsäule, sondern mit dem ganzen Körper. Stützen Sie das Gewicht zwischendurch vielleicht auch einmal auf, und senken Sie es dann wieder ganz nah am Körper und mit dem umgekehrten Bewegungsablauf wie beim Anheben ab.

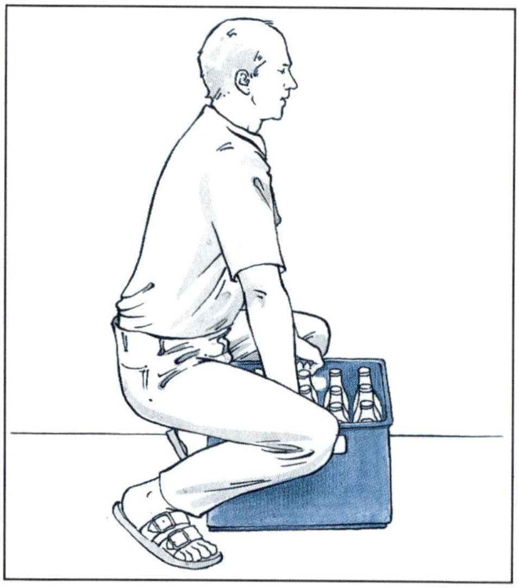

Heben Sie nie mit gebeugtem Rücken

So, jetzt dürfen Sie ruhig erst einmal laut lachen über eine sich derart kompliziert anhörende Beschreibung einer ganz alltäglichen Handlung. Ich will nicht behaupten, daß diese Bewegung in der Realität von Anfang an ganz einfach ist, aber es lohnt sich allemal, sie zu lernen. Ein Hexenschuß kommt ohne Vorwarnung und tut dann höllisch weh.

Warum Sie immer in der beschriebenen Weise heben sollten: Würde so ein Getränkekasten zu weit vom Körper entfernt und dann automatisch mit krummem Rücken gehoben, wäre der »angesetzte Hebel« zu groß und die Belastung für die Bandscheiben sehr hoch. In der für Ihre Bandscheiben schonenden Weise wird die Hauptarbeit von den Beinmuskeln geleistet. Deshalb ist auch eine guttrainierte Beinmuskulatur für einen gesunden Rücken so wichtig. Wie sich diese sozusagen von allein und nebenbei trainiert, darüber erfahren Sie mehr auf den Seiten 45 bis 46.

Ich weiß aus eigener Erfahrung, daß der Supermarkt zu den Orten gehört, wo man sich mit den neuen Bewegungsmustern ein Weilchen sehr schwer tut. Einfach, weil man dabei unter vielen Menschen auffällt. Wer geht schon »in die Knie«, um ein Pfund Kaffee unten aus dem Regal zu holen?! Leider liegen ja eher die schweren Waren ganz unten – schlecht für unseren Rücken. Ich sage mir inzwischen, daß ich mir mit meiner rückenfreundlichen Hebe- und Tragehaltung selbst etwas Gutes tue, auch, wenn ich auffallen sollte. Und außerdem: Wir werden immer mehr!

Beim Anstehen in der Schlange vor der Flaschenrückgabe hebe ich die leeren Kästen, die nicht auf den Einkaufswagen passen, auch nicht mehr bei jedem Weiterrücken auf, ich schiebe sie mit den Füßen weiter. Außerdem ist das Anstehen, wo auch immer, für mich inzwischen eine immer wie-

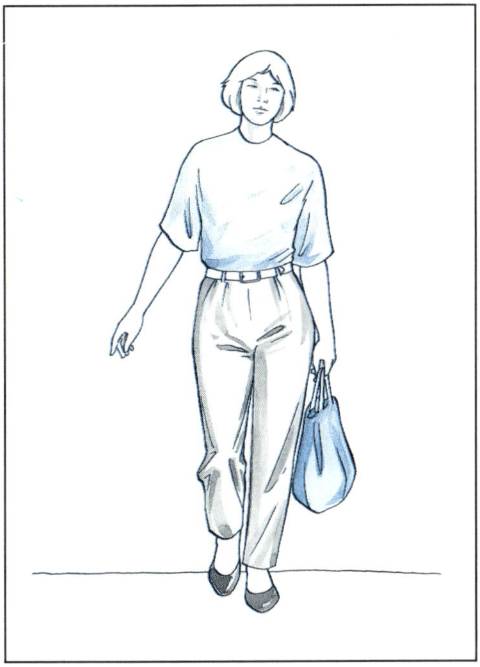

Statt einer großen Tasche . . .

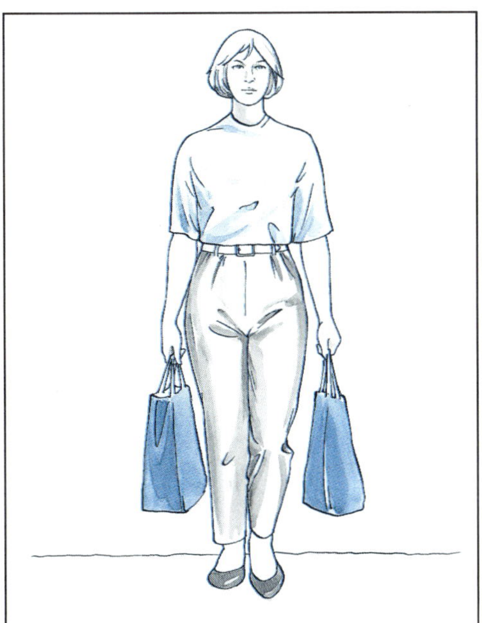

. . . tragen Sie besser zwei kleinere

derkehrende ideale Möglichkeit, meine aufrechte Haltung zu überprüfen, bewußt zu spüren, welche Muskeln mein vorgebeugter oder zurückgelehnter Körper in Arbeit versetzt, oder zu bemerken, wenn aus Nervosität oder weil ich es eilig habe, bestimmte Muskeln völlig unnötig und übermäßig angespannt sind. Sobald ich mich bewußt entspanne, die Arme locker hängen lasse, merke ich, wie ich tatsächlich gelassener werde und mich wohler fühle.

Manchmal muß ich beim Einkauf einen Getränkekasten nicht vom Boden hochheben, sondern von oben über Kopfhöhe herunterwuchten. Bei dieser Bewegung kommt es darauf an, daß ich nicht ins Hohlkreuz falle, sondern meiner Wirbelsäule wieder über die Anspannung der Bauch- und der Rükkenmuskulatur den Halt gebe, den sie braucht, um stabil in ihrer normalen S-Form bleiben zu können.

Beim Einpacken des Eingekauften an der Kasse schließlich tue ich gut daran, die Waren auf zwei etwa gleich schwere (oder leichte) Taschen zu verteilen, falls ich die Gegenstände nicht im Einkaufswagen zum Auto schiebe. Wenn sich schweres Tragen überhaupt vermeiden läßt, mit einem Einkaufswägelchen zum Beispiel, sollten wir so souverän sein, solche intelligenten Hilfen nicht allein den älteren Menschen zu überlassen. Die Hersteller würden sich sicher auch bald auf chickere Designs einstellen.

Daß beim Heben und Tragen – und generell beim aufrechten Gang – nicht nur die Rükkenmuskulatur, sondern auch die des Bauches gebraucht wird, habe ich jetzt schon mehrfach erwähnt. Aber gerade die Bauchmuskeln sind bei Menschen mit wenig sportlichem Ausgleich und viel sitzender Tätigkeit ziemlich schlaff – deshalb an dieser Stelle und für diese Woche eine wirkungsvolle Übung zur Kräftigung der Bauchmuskeln.

Aufwärmen

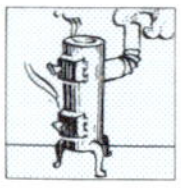

Zur Vorbereitung auf die Übung wärmen Sie Ihre Muskulatur am besten mit dem Programm von Seite 20 bis 22 auf.

Kräftigung der Bauchmuskulatur

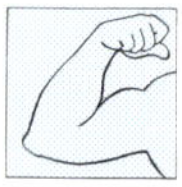

Legen Sie sich dafür auf den Rükken, die Arme zunächst locker neben dem Körper. Zuerst ziehen Sie die Beine etwas an, die Füße bekommen festen Halt auf dem Boden. Während Sie Ihren linken Arm leicht gegen die Unterlage drücken, heben Sie Kopf und Nacken und Ihren rechten Arm und drücken mit der rechten Hand – etwa in Höhe des Bauchnabels – gegen das inzwischen angezogene linke Knie. Halten Sie den kräftigen Druck etwa 10 Sekunden und nehmen Sie die dabei entstehende deutliche Spannung der Bauchmuskulatur wahr. Diese Spannung bauen Sie langsam auf und lösen sie auch wieder langsam. Wie bei allen Übungen achten Sie darauf, daß Ihr Atem so ruhig und gleichmäßig wie möglich geht. Nachdem Sie den rechten Arm kurz abgelegt und entspannt und das linke Bein zurückgesetzt haben, führen Sie die Kräftigungsübung auch mit Ihrem linken Arm und Ihrem rechten Bein aus. Jede Seite wird im Wechsel 3mal jeweils etwa 10 Sekunden angespannt.

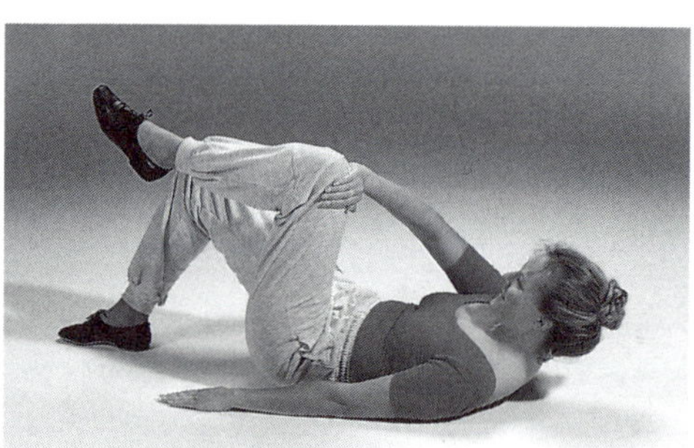

So trainieren Sie Ihre Bauchmuskeln

Dehnung der Bauch- und der vorderen Oberkörpermuskulatur

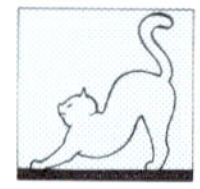

Sie rollen dazu aus der Rückenlage mit über den Kopf gestreckten Armen zunächst in die Bauchlage, gehen kurz in den Vierfüßerstand bevor Sie eine Art orientalische Gebetshaltung einnehmen, für die Sie Ihre Hände ein Stück weiter vorsetzen und dabei die Arme, den Oberkörper und den Kopf in Richtung Boden drücken.
Dabei spüren Sie die Dehnung auf der Vorderseite Ihres Oberkörpers, in den Schultern und Oberarmen. Wie immer halten Sie die Dehnung etwa 20 Sekunden, bevor Sie sich nach Möglichkeit in den Fersensitz aufrichten und die Arme vollkommen locker neben dem Körper herabhängen lassen.

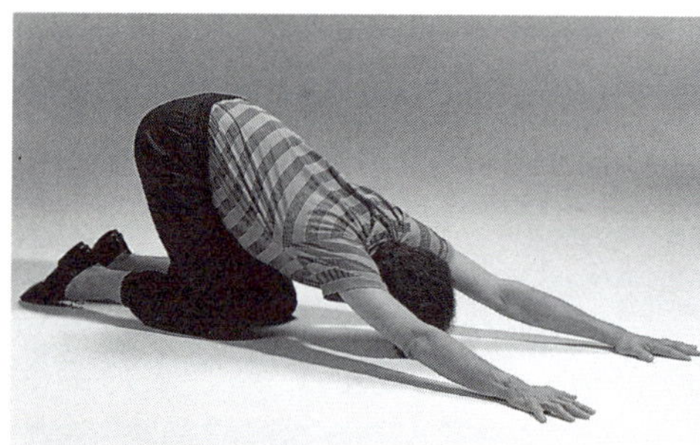

Orientalische Gebetshaltung

Sollte Ihnen diese oder irgendeine andere Kraft- oder Dehnübung Schmerzen bereiten, üben Sie nie mit Gewalt weiter, sondern beenden Sie die Übung, und versuchen Sie, die entsprechenden Bewegungen zu einem anderen Zeitpunkt in einer anfangs möglichst sanften Ausführung von neuem.

Entspannungsübung

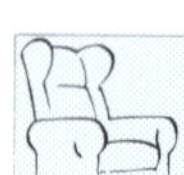

Wenn Sie es einrichten können, entspannen Sie sich auch nach dieser Übung, zum Beispiel mit Hilfe von Musik (Vorschläge siehe Anhang).

Rückensport

Vielleicht fragen Sie sich schon eine Weile, warum ich bisher neben dem Krafttraining nicht über Sportarten gesprochen habe, die für den Rücken von Vorteil sind? Nun, zunächst kam es mir darauf an, daß Sie die Kraft- und Dehnübungen mit aller Aufmerksamkeit ausführen. Wenn Sie sowieso schon gerne Sport treiben, wird Sie die Tele-Rückenschule nicht davon abgehalten haben. Außerdem finde ich es gar nicht so gut, den Freizeitsport in erster Linie unter dem Gesichtspunkt seiner Nützlichkeit für Ihr Rückenprogramm zu sehen. Jede Sportart, zu der Sie – aus welchen Gründen auch immer – gefunden haben, ist gut, wenn sie Ihnen Spaß macht. Allerdings kann es nicht schaden, wenn Sie Ihre neue Achtsamkeit für die Art und Weise, wie Sie die Rückenschulübungen, aber jetzt auch andere Dinge im Leben ausführen, auch auf Ihren Lieblingssport übertragen.

Wenn Freizeitsport zum Leistungssport wird, ist es allemal schlecht. Tennisstar Boris Becker hat einen geschädigten Rücken, Radrennfahrer bekommen in der Regel früher oder später wegen ihrer gebückten Haltung ebenfalls Probleme. Das spricht weder gegen das Tennisspielen noch gegen das Radfahren.

Orthopäden schicken Patienten, die über diffuse Rückenschmerzen klagen, gern zu *ausdauerndem Schwimmen.* Das ist allerdings ein gefährlicher Rat, wenn er ohne weitere Hinweise gegeben wird. Schwimmt ein Patient oder eine Patientin nämlich tatsächlich regelmäßig eine halbe Stunde und mehr im bekannten »abgewandelten« Bruststschwimmstil – mit hocherhobenem Haupt, damit kein Wasser an den Mund spritzt oder die Haare befeuchtet –, dann kann das für die Nackenwirbel und die Rückenmuskeln zum Streß werden. Ruckartige Ausweichmanöver erhöhen das Risiko von unnötigem Verschleiß und von Spannungsschmerz.

Rückenschwimmen wäre für die Betroffenen ideal, ist aber in öffentlichen Bädern nur selten zu realisieren, wegen der Gefahr des Zusammenstoßens mit den anderen Schwimmern. Wer allerdings von klein auf einen guten Schwimmstil entwickelt hat oder zum Beispiel auch unter fachkundiger Anleitung, von wem auch immer, richtiges Kraulen lernt, für den ist Schwimmen nicht nur ein großes Vergnügen, sondern sicher *der* Rückensport überhaupt.

Auch *Laufen* ist gut für den Rücken, doch bei Übergewicht und exzessiv betrieben, kann es Bänder und Gelenke überlasten. Dämpfende Joggingschuhe sind also in jedem Fall ratsam. Aber nicht für unsere Gesundheit oder Fitneß sollten wir laufen, sondern aus Vergnügen an der Bewegung. Deshalb würde ich mich sehr freuen, wenn dieses Buch dazu beitragen könnte, daß auch Sie zunehmend die Trennung von Freizeitsport und mehr Bewegung im Alltag aufgeben. Echte Freude an der Bewegung endet nämlich nicht mit dem Ausziehen der Joggingschuhe. Als Kinder haben wir Besorgungen noch ganz spontan abwechselnd im Laufschritt und dann wieder trödelnd, zum Beispiel nach bunten Steinen Ausschau haltend, erledigt. Daß wir Erwachsene Wege lieber im gemessenen Schritt gehen und uns auch selten mit dem ganzen Körper umdrehen, wenn uns einer anspricht, sind ernsthafte Gründe für Wirbelsäulenprobleme. Mit der Einschränkung unserer Beweglichkeit aus gesellschaftlicher Konvention und dem Verlust von *Bewegungsspielräumen* fördern wir einen Alterungsprozeß, der nicht biologisch bedingt ist. Ich bin, mit anderen Worten, für mehr Laufen aus Lust und Laune und aus Neugier, und dies sowohl auf der Straße als auch im Haus – womöglich sogar barfuß. Mit dem *Fahrrad* zu Bekannten, zum Einkaufen oder zur Arbeitsstelle zu fahren, das trainiert nicht nur Herz und Kreislauf sowie die Muskulatur, es macht mich auch dadurch lebendiger, daß ich die Jahreszeiten

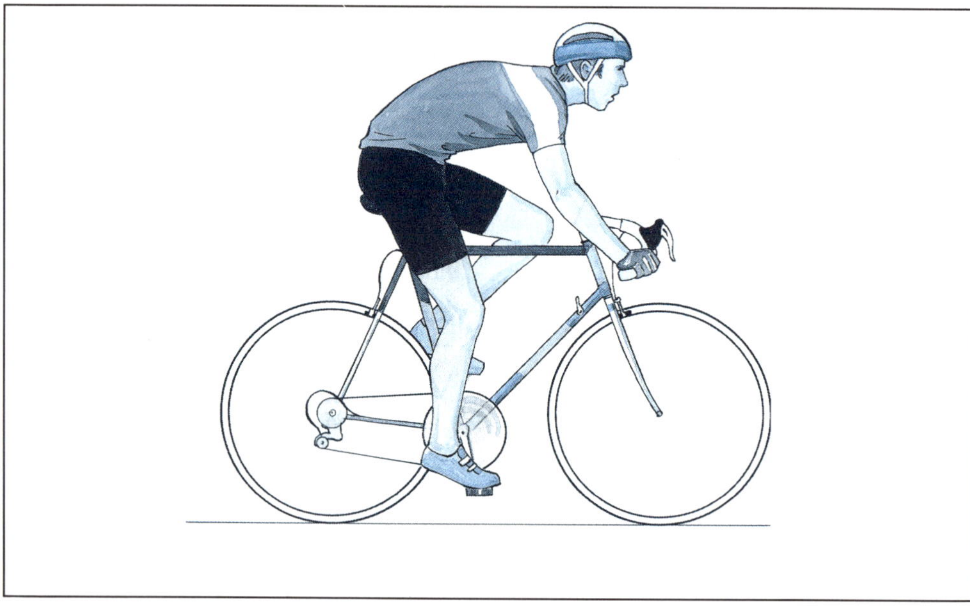

Statt mit rundem Rücken auf dem Sattel zu sitzen …

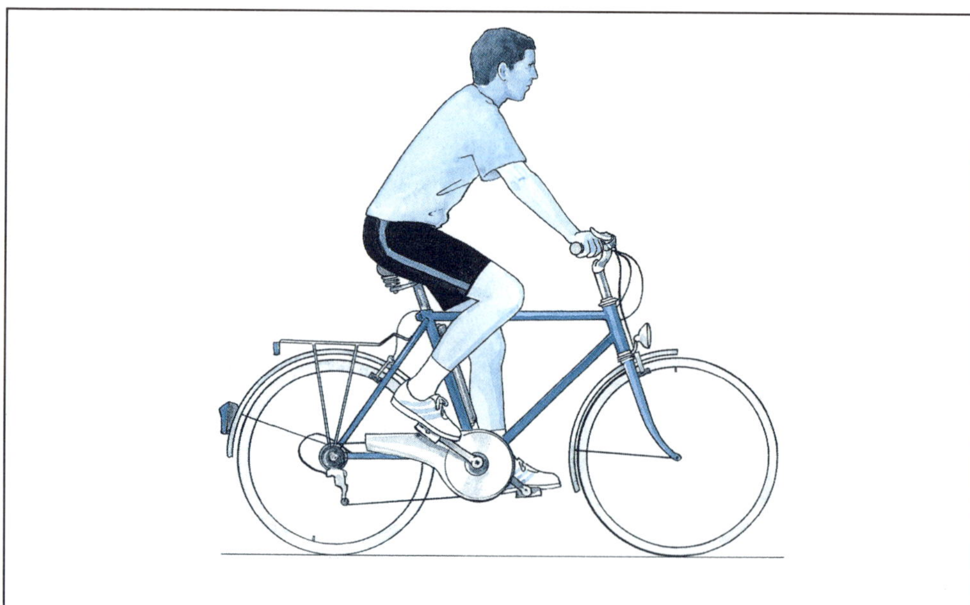

… sollten Sie besser eine rückenfreundliche Haltung beim Radfahren einnehmen

wieder näher miterlebe. Auf dem Rad sehe ich, was ich durch die Windschutzscheibe nicht bemerke, ich rieche, was charakteristisch für bestimmte Gegenden, Straßen und Gärten ist. Diese Art von Bewegung, die nicht nur auf Körpertraining abzielt, nährt mein Wohlbefinden und hält mich schon dadurch gesund.

Küchen haben's in sich

In der Regel lagert in der Küche das, was man alle Tage braucht, wie Töpfe und Pfannen, ganz unten im Regal, so daß man sich tief bücken muß. Manches Geschirr oder Elektrogerät, das seit Jahren nicht mehr angerührt wurde, gammelt dagegen in praktischer Augenhöhe im Regal vor sich hin. Wie viele Kühlschränke sind in der Küchenzeile unten eingebaut! Dabei macht alle Augenblicke einer die Tür auf, mit einer tiefen Verneigung vor den gekühlten Nahrungsmitteln – auf Kosten der Wirbelsäule. Auch Spülmaschinen werden meistens in gebückter Haltung gefüllt und geleert. Selbst bei teuren Küchen ist es nicht selbstverständlich, daß man sie in verschiedenen Arbeitshöhen kaufen kann, je nach Größe der hauptsächlich in ihr arbeitenden Person. Kurz und schlecht: Auch im Alltag verlangen wir unserer Haltung und der Wirbelsäule viel ärgerliche und überflüssige Anpassung ab. Die Küche ist ein Beispiel dafür, wo durch ein bißchen Umorganisation unsererseits (täglich gebrauchtes Geschirr in Augenhöhe, die Backformen für Weihnachten nach unten hinten) und gescheitere Konstruktionen der Hersteller (variable Arbeitshöhe, Kühlschränke und Spülmaschinen höher setzen) viel Rückenleid zu vermeiden wäre.

Bis sich – vielleicht auch durch Ihr Nachhaken – etwas ändert, nehmen wir die Küchen, wie sie sind, als weiteres Übungsfeld für rückengerechtes Bewegen. Inzwischen sind Sie selbst kompetent genug, die wenigen wichtigen Prinzipien der Haltung auch in der Küche anzuwenden: Wo ich etwas von unten hole oder nach unten stelle, da gehe ich am besten »in die Knie« – wie beim Aufheben eines leichten Gegenstandes schon geübt. Zum Abwasch trete ich möglichst nah an die Spüle heran, mit leicht angewinkelten Knien, und beuge meinen geradegehaltenen Oberkörper im Hüftgelenk etwas über das Spülbecken, statt mich mit krummem Rücken und einseitig zusammengepreßten Bandscheiben übers Geschirr zu bücken. Zugegeben, der geradegehaltene Rücken strengt nach einer Weile teuflisch an – doch nur so lange, wie die feine Rückenmuskulatur, die Wirbel für Wirbel miteinander verbindet, nicht ausreichend trainiert ist. Dafür haben wir aber heute eine außerordentlich effektive Kräftigungsübung im Programm.

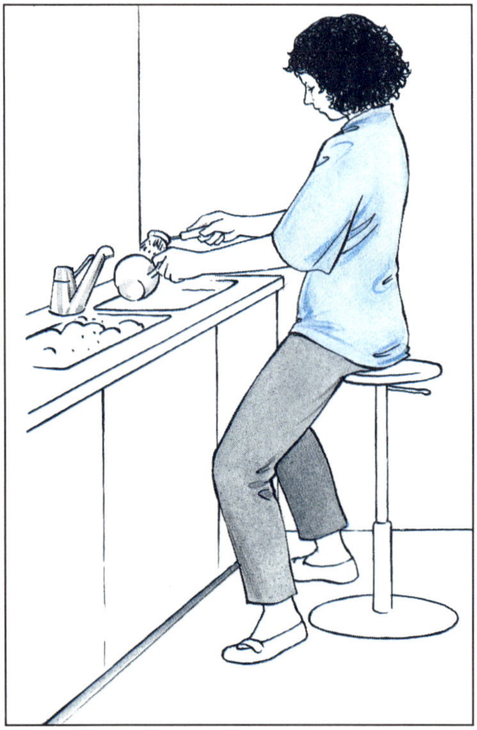

Ein hoher Stuhl erleichtert die Arbeit

Neben ein wenig mehr ausdauernder Kraft im Rücken hilft uns die größere Aufmerksamkeit, die wir vielleicht in den vergangenen Wochen unseren Bewegungen überhaupt entgegengebracht haben: Wer zwingt mich denn, den Geschirrberg »in einem Abwasch« zu erledigen? Warum nicht zwischendurch einmal – der Bewegungsabwechslung wegen – einen Teil abtrocknen oder ganz andere Arbeiten erledigen oder sich ausgiebig räkeln und strecken?
Manche Arbeiten in der Küche sind von einem hohen Stuhl aus, in einer Stützhaltung zwischen Sitzen und Stehen auch weniger anstrengend. Ein Fußbänkchen, von etwa 15 Zentimeter Höhe, wie schon zum Stehpult empfohlen, entlastet auch in der Küche das Becken, wenn ein Fuß aufgestellt wird.

Bevor wir nun mit der fünften Kräftigungsübung starten – sie schließt sich, wie gehabt, an das bereits bekannte Programm an – noch ein Wort zur Übungsdauer. Denn vielleicht protestieren Sie bereits, weil Ihr Gymnastikprogramm sorgfältig ausgeführt, schon jetzt beinahe 20 Minuten in Anspruch nimmt? Für alle Übungen zusammen brauchen Sie dann an die 40 Minuten, ohne die Entspannungsübungen. Und das dreimal in der Woche, woher die Zeit nehmen?
Erstens: Üben Sie das eine Mal langsamer, wenn Sie die Zeit dazu haben, das andere Mal gehen Sie zügiger durchs Programm. Den Rhythmus zu wechseln macht Spaß und bringt neue Erfahrungen. Nach kurzer Zeit beherrschen Sie auch die Übergänge zwischen den Übungen gut und müssen nicht immer neu überlegen, wie es denn nun weitergeht. Auch die Falttafel hilft Ihnen dabei. Das Programm jedes zweite Mal in raschem Tempo und mit nur wenig Pausen zu bewältigen, bedeutet, neben der Kraft auch Ihre Ausdauerleistung zu trainieren.
Zweitens: Teilen Sie vielleicht das Programm in zwei Hälften, wenn es Ihnen insgesamt zu lang ist. Heute die ersten drei Kraft- und Dehnübungen, morgen oder übermorgen die Übungen vier bis sechs. Was Ihnen aber auf keinen Fall passieren darf: Ein Rückfall in *mechanisches* Üben, das Sie vielleicht noch aus der Schulzeit kennen; die Gedanken sind dabei ganz woanders. Solch ein Üben wäre überhaupt nicht von Nutzen. Es ist viel, viel besser, an einem Tag in Ruhe nur eine einzige der sechs Kräftigungsübungen mit der dazugehörenden Dehnung zu machen und dabei vielleicht etwas zu bemerken, was Ihnen gestern noch nicht aufgefallen war, als alle sechs Übungen mechanisch durchzuhetzen.

Aufwärmen

Bevor Sie sich an die Übung der fünften Woche machen, wärmen Sie sich mit dem Programm von Seite 20 bis 22 gründlich auf.

Vierfüßerstand mit Unterarmstütz

Auch mit dieser Übung werden sehr viele Muskelgruppen auf einmal trainiert, besonders aber die kurzen, sonst sehr schwer aktivierbaren Muskeln zwischen den einzelnen Wirbeln. Sie sind weit mehr als die großen Rückenmuskeln, die hauptsächlich unsere Bewegungen im Raum ausführen, für die Stabilität der Wirbelsäule verantwortlich.
Aus dem Fersensitz kommend, knien Sie sich hin und stützen sich auf Ihre Unterarme. Vielleicht legen Sie sich zuvor eine zusätzliche Decke oder kleine Kissen unter die Knie, die sich etwas hinter Ihren Hüftgelenken befinden sollten (noch etwas weiter hinten als beim Gesundheitsliegestütz). Ziehen Sie Ihre Fußzehen an, so daß sie auf dem Boden aufgestellt sind. Spannen Sie jetzt Ihre Bauchmuskulatur an, halten Sie Ihren Rücken gerade, und heben Sie dann beide Knie nicht viel mehr als einen Zentimeter vom Boden ab. Versuchen Sie, diese Stellung etwa 10 Sekunden zu halten, bevor Sie Ihre Knie wieder absetzen. Ziel ist, die Knie 3mal etwa 10 Sekunden anzuheben, mit kurzen Pausen dazwischen, aber ohne daß beim zweiten oder dritten Mal schon der Rücken anfängt durchzuhängen (weil die besagten kleinen Muskeln zwischen den Wirbeln noch zu schwach sind).
Achten Sie darauf, das Gefühl für die richtige Anspannung der Bauchmuskulatur zu entwickeln. Nach dem dritten Durchgang setzen Sie sich kurz in den Fersensitz zurück.

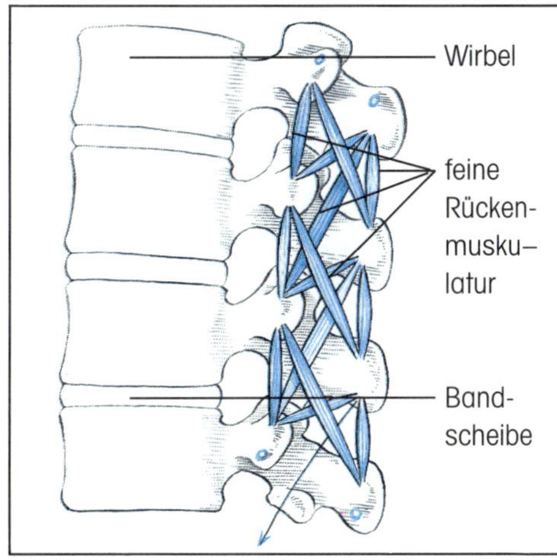

Feine Rückenmuskulatur verbindet die Wirbel

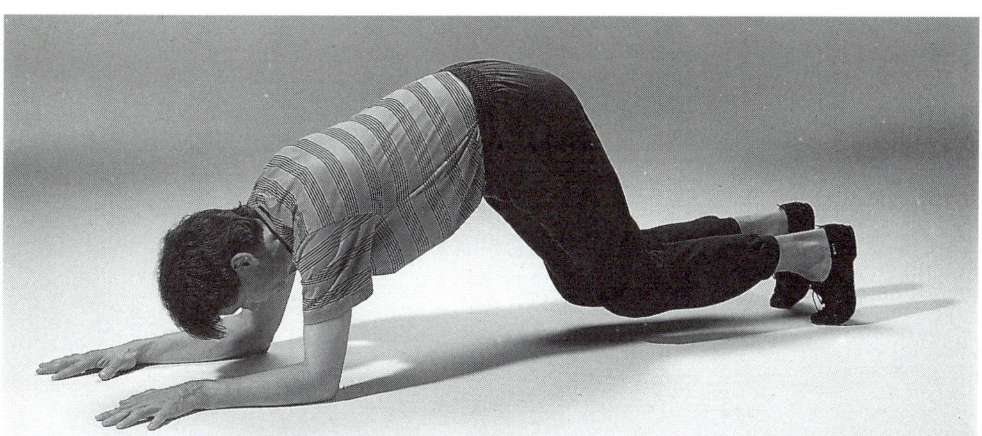

Der Unterarmstütz aus dem Vierfüßerstand

Dehnung der hinteren Oberschenkelmuskulatur

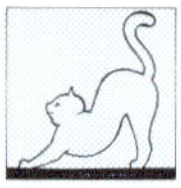

Gehen Sie über den Vierfüßerstand in die Seiten- und Rückenlage. Umfassen Sie jetzt Ihr linkes Bein mit beiden Händen am unteren Oberschenkel nahe der Kniekehle. Das rechte Bein bleibt dauernd gestreckt auf dem Boden. Ziehen Sie Ihr linkes Bein so weit an den Oberkörper heran, daß der Oberschenkel einen rechten Winkel mit Ihrer Körperachse bildet. Jetzt versuchen Sie, Ihr linkes Bein zu strecken. Sobald Sie das Dehnungsgefühl auf der Rückseite Ihres linken Oberschenkels spüren, halten Sie die Spannung etwa 20 Sekunden. Vielleicht läßt sich Ihr linkes Bein anfangs noch nicht ganz durchstrecken, weil die Muskulatur verkürzt ist. Nach und nach sollte sich Ihr Bewegungsspielraum aber wieder erweitern. Dehnen Sie auf die gleiche Weise auch die hintere Oberschenkelmuskulatur Ihres rechten Beines, und legen Sie vor dem Wechsel Wert darauf, der Dehnung nachzuspüren, das heißt auch, das gedehnte mit dem anderen Bein innerlich zu vergleichen.

Entspannungsübung

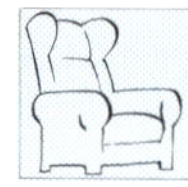

Wenn Sie sich jetzt oder später noch die Zeit zur Entspannung nehmen, begeben Sie sich eventuell auf die innere Reise durch Ihren Körper. Nehmen Sie sich dabei vor, besonders liebevoll in Ihre Beine hineinzuspüren. Lassen Sie sich Zeit, Zentimeter um Zentimeter wahrzunehmen, wo etwas und wieviel von Ihrem Bein auf der Unterlage aufliegt, wie sich sein Gewicht an diesen Stellen anfühlt, ob sich der Gewichtseindruck im Laufe der Zeit vielleicht noch verändert, sich Ihre Beine immer noch ein klein wenig schwerer anfühlen. Versuchen Sie sich vielleicht auch den Umfang Ihres Oberschenkels und dann den der Waden vorzustellen. Je mehr Sie auf diese Weise den Kontakt zu Ihrem Körper verstärken, desto besser werden Sie auf Dauer nicht nur seine Äußerungen verstehen und auf sie reagieren können (im Interesse Ihres Wohlbefindens), sondern Sie werden auch zunehmend imstande sein, (durch bewußtes Entspannen) Ihr seelisches Gleichgewicht in bislang für Sie schwer zu meisternden Situationen herzustellen.

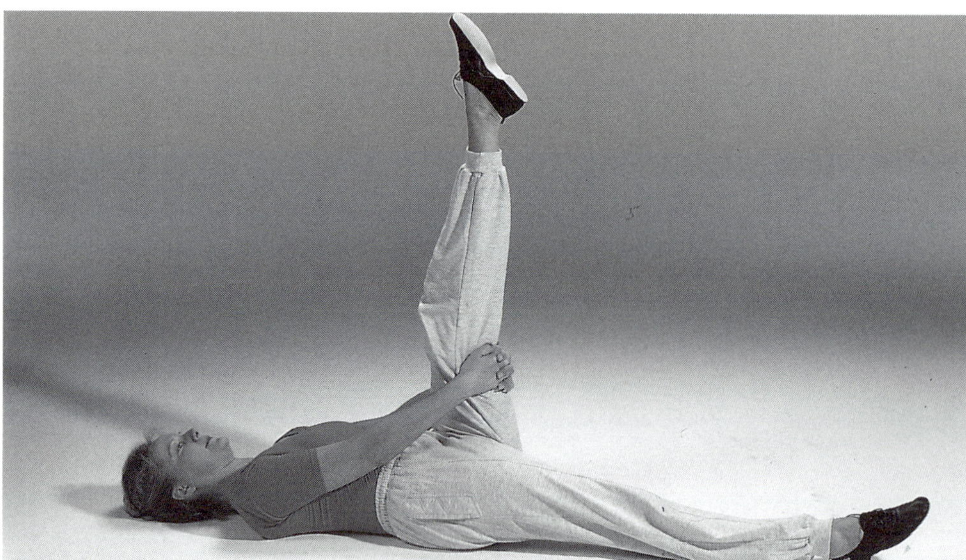

Die Dehnung der hinteren Oberschenkelmuskulatur

Der doppelt gefährliche Haushalt

Der Haushalt ist mehr als die Küche. Er umfaßt neben vielem anderen auch Putzen, Staubsaugen, Bügeln, Reparieren und meistens auch die Versorgung von Kindern. Plagen sich Frauen während der Schwangerschaft oft genug schon mit Rückenschmerzen, so können sich diese leicht fortsetzen, wenn nach der Geburt das ungezählte Herausheben des Säuglings aus dem Kinderbettchen mit Drehung hin zum Wikkeltisch Bandscheiben, Wirbelsäule und Muskulatur belastet. Kommt dann auch noch der ganze Haushalt mit all seinen Möglichkeiten, dem Rücken dauerhaft zu schaden, hinzu, scheinen Beschwerden vorprogrammiert.

Klar, mit dem Wissen, das Sie jetzt aus der Tele-Rückenschule schon haben, und der festen Absicht, für sich und Ihren Rücken Sorge zu tragen, können Sie eine Menge anfangen: Sie gehen am Kinderbettchen tiefer in die Knie und greifen mit möglichst geradem Rücken nach Ihrem Baby, statt sich hemmungslos mit rundem Rücken darüber zu beugen; Sie achten darauf, daß die Liegefläche des Bettchens so hoch wie eben vertretbar eingestellt ist; Sie heben und tragen Ihr Kind so nah wie möglich an Ihrem Körper, bringen also Ihre Liebe zu ihm und die Aufmerksamkeit für Ihre eigene Gesundheit so gut wie möglich in Einklang. Durch Ihr neues Wissen denken Sie daran, daß es nicht das eine Mal Bodenwischen aus dem Stand mit gebeugtem Rücken ist, das Ihnen schadet, daß Sie aber durch Hunderte dieser falschen Bewegungen, gepaart mit vielen anderen sich immer wiederholenden einseitigen Belastungen, wahrscheinlich bald zum Heer derer gehören, die unter bitteren Rükkenschmerzen leiden. Denken Sie also auch beim Staubsaugen daran, in aufrechter Haltung das Saugrohr ganz oben zu halten und so damit über den Boden zu fahren, auch wenn die Gewohnheit Sie dazu drängt, sich nach vorn zu beugen, als könnten Sie die Saugkraft dadurch erhöhen. Und jedesmal, wenn Sie die große Topfpflanze schnell beiseite setzen möchten, erinnern Sie sich an die Regel: In die Knie gehen, Rücken gerade, Bauchmuskeln anspannen, aus den Knien heraus heben, sich langsam drehen, tragen und die Last ebenso sorgfältig absetzen. Es wird Sie anfangs Mühe kosten, diese Arbeit nicht weiterhin lieber ruck, zuck –

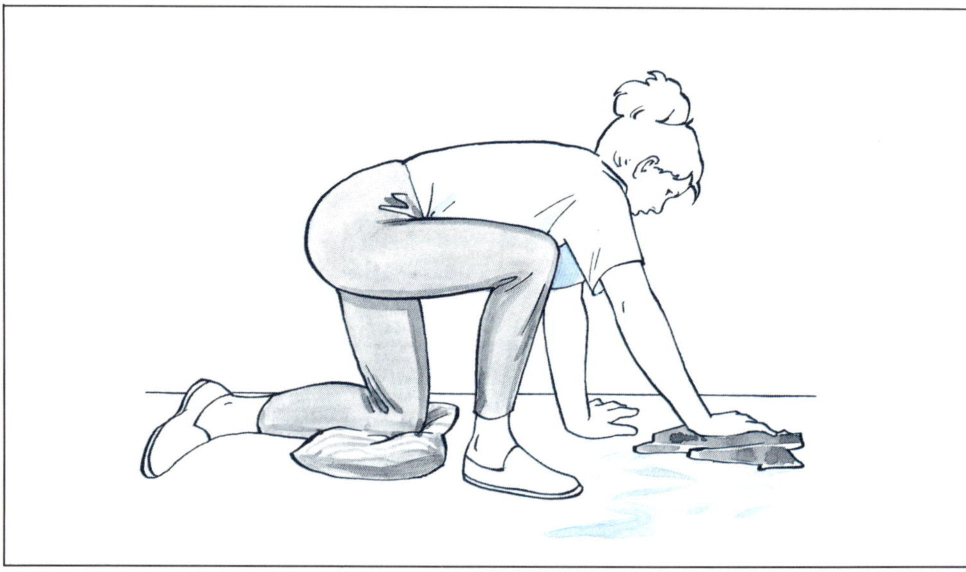

Auch Aufwischen sollte man mit geradem Rücken

wie gewohnt und immer gutgegangen – zu machen, sondern sich bewußt für das Vernünftige zu entscheiden. Dann bügeln Sie auch nicht mehr zu lange an einem Stück und nehmen sich ein Fußbänkchen zu Hilfe; Sie bücken sich nie mehr angestrengt über die Bohrmaschine, auch wenn Sie früher der Meinung waren, diese Haltung habe Ihnen doch noch nie geschadet.

Aber lassen Sie mich doch noch von einer zweiten Version von »Wie gefährlich der Haushalt für den Rücken sein kann« berichten. Ich erzähle Ihnen eine wahre Geschichte von einer Frau, die ich kenne, die aber sicher für viele steht:

Diese Frau heiratet, gibt für Ehe und Haushalt ihr Studium auf, hat bald das erste, dann ein zweites Kind. Sie stürzt sich mit einem vorher kaum gekannten Pflichtbewußtsein in die Arbeit für die Familie und tritt als eigenständige Person hinter einer immer perfekteren Sorge für Mann, Kinder und Haus zurück.

Die Frau bekommt Rückenschmerzen und läuft mit ihnen von einem Arzt zum anderen. So etwas kann sie absolut nicht gebrauchen. Sie läßt sich leicht zur Operation überreden. Die Schmerzen sind danach aber nicht weg, sondern werden schlimmer. Eine zweite, eine dritte Operation folgen. Jetzt ist ihr ganzer Rücken versteift, sie kann sich nur noch höchst eingeschränkt bewegen. Im Haushalt arbeitet sie nur noch wenig, Mann und Kinder müssen sich weitgehend selbst versorgen. Den kleinen Garten hegt und pflegt sie auch mit steifem Rücken liebevoll. Aber sie nimmt auch ihr Studium wieder auf. Sie hat viele Kontakte zu Lehrenden und Lernenden. Sie gründet eine Selbsthilfegruppe für Rückenpatienten, weil sie jetzt zu wissen meint, daß sich im Rückenschmerz ungelebtes Leben zu Wort melden kann; sie will weitergeben, daß es schön wäre, dies zu verstehen, bevor Operationen einen beinahe zum Krüppel machen, sie will bewußt machen, daß man schon viel früher seinen unterdrückten Wünschen (wie etwa nach einem Studium) nachgeben kann. Und diese Frau sagt, daß sie mit ihrer Situation heute, den Umständen entsprechend, sehr zufrieden sei. Das strahlt sie auch aus.

Diese Geschichte bringt einen längst anerkannten psychosomatischen Zusammenhang zwischen Körper und Seele zum Ausdruck, und ich erzähle sie, um erneut darauf aufmerksam zu machen, daß es oft zu kurzsichtig wäre, wenn wir Rückenprobleme auf fehlendes Wissen über rückengerechtere Haltungen reduzierten.

Der jeweiligen Arbeit unangemessene Haltungen und Muskelanspannungen können in meinem seelischen Haushalt durchaus einen aktuellen Sinn haben – denken Sie an einen Menschen, der sich hinter seinem Bürotisch kleinmacht, um den Hänseleien der Kollegen weniger Angriffsfläche zu bieten, oder an jemanden, der Anerkennung für seine Tätigkeit zu erlangen hofft, indem er die Arbeiten mit besonders auffälligen, überzogenen Muskelenergien ausführt – wenn diese Verhaltensweisen auf Dauer auch keine Lösung sind. Rückenschmerzen machen darauf aufmerksam. Wird die Sprache des Körpers nicht verstanden, verlangt einer manchmal sogar ungeduldig nach Operationen. Doch so weit sollte es nicht kommen. Eine Reihe weniger tief sitzender Ursachen oder potentieller Verursacher von Schmerzen können sich schon durch die Tele-Rückenschule, sozusagen von allein, auflösen (über die Wirkung solcher Programme gibt es wissenschaftlich fundierte Erfahrungen), für tiefer sitzende Schmerzursachen, die Sie dann aus eigener Kraft bewältigen, kann Sie dieses Programm sensibilisieren. Schließlich möchte ich Sie dazu ermutigen, die fachliche Hilfe eines Therapeuten in Anspruch zu nehmen, wenn Sie das Gefühl haben, Unterstützung zu brauchen – damit es zu solchen psychosomatischen Kettenreaktionen wie im beschriebenen Fall der Frau gar nicht erst kommt.

Aufwärmen

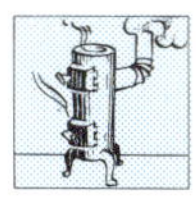

Nachdem Sie die Gelegenheit genutzt haben, durch die Übungen von Seite 20 bis 22 in guten Kontakt mit Ihrem Körper zu kommen, richten Sie Ihre Aufmerksamkeit auf die letzte Kräftigungsübung.

Das Kraulen

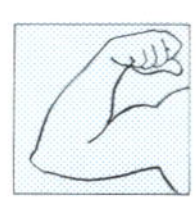

Bei dieser Übung geht es vor allem um die Stärkung Ihrer Schulter-, Nacken- und Rückenmuskulatur durch dynamische Bewegungsabläufe.

Legen Sie sich auf den Bauch und strecken Sie beide Arme nach vorn, spannen Sie das Gesäß an, heben Sie Ihren Kopf ein wenig (etwa 2 Zentimeter), aber schauen Sie während der Übung auf den Boden – wenn Sie

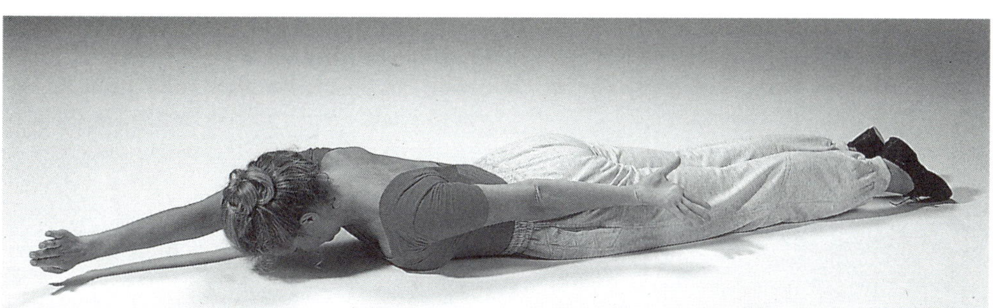

Das Kraulen in der Bauchlage

nicht Ihre Augen schließen, was ich meistens tue, um während des Übens besser in mich »hineinschauen« zu können. Führen Sie nun Ihre Arme im Wechsel dicht an Ihrem Körper vorbei zur Hüfte und zurück nach vorn – das entspricht nicht wirklich einer Schwimmkraulbewegung, erinnert aber sehr daran. Machen Sie diese Wechselbewegung Ihrer Arme zügig im Sekundentakt etwa 15mal. Dann lassen Sie langsam lokker, legen Ihren Kopf zur Entspannung auf den Händen ab und wiederholen die Übung noch 2mal.
Das Kraulen ist besonders wichtig, um die aufrechte Sitzposition, bei der die Schultern nicht nach vorn fallen sollen, über längere Zeit hinweg durchhalten zu können.

Dehnübung

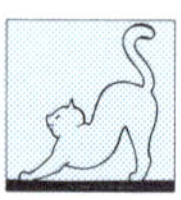

Anschließend rollen Sie sich mit über den Kopf gestreckten Armen aus der Bauch- in die Rückenlage. Ziehen Sie Ihre Beine an, und ergreifen Sie Ihre Hände hinter den Oberschenkeln. Ziehen Sie Ihre Oberschenkel noch ein wenig näher an den Oberkörper heran, so daß sich Ihre gesamte Rückenpartie dabei dehnen kann, insbesondere aber Ihr Beckenbereich. Das Becken soll sich bei dieser Übung nicht von der Unterlage abheben. Auch der Kopf bleibt auf der Unterlage liegen. Durch winzige Schaukelbewegungen nach rechts und links massieren Sie Ihre Rückenmuskulatur noch ein wenig auf dem Boden. Es ist die letzte Dehn- und Mobilisationsübung dieses Programms, deshalb hat sie keine zeitliche Beschränkung.

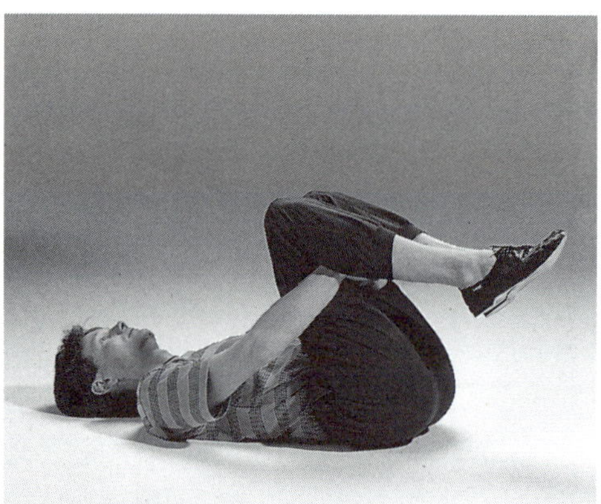

Dehnübung nach dem Kraulen

Entspannungsübung

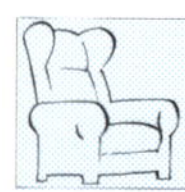

Wenn Sie mit einer Entspannungsübung das Programm beenden, schlage ich dazu eine »Bewegungsvisualisierung« vor.
Bei den meisten Sportarten werden heute solche Bewegungsvorstellungen in der Entspannung genutzt, um reale Trainingszeiten, beispielsweise auf der Ski- und Bobpiste oder beim Hochsprung, einzusparen und die Verletzungsgefahr zu verringern. In der Tat sind wir in der Lage, uns Bewegungsabläufe, die wir während einer Entspannungsübung »visualisieren«, also vor unserem inneren Auge sehen, besonders gut einzuprägen. Dabei handelt es sich nicht um ein bloßes Merken, sondern geradezu um ein Einschleifen der Bewegungen in die Muskulatur. Nutzen auch Sie diese Möglichkeit, um sich in einer zugleich angenehmen und erholsamen Entspannung neue Bewegungsmuster der Tele-Rückenschule besser einzuprägen.

Auto und Urlaub: Aber bitte ohne Streß!

Der Mobilität über große Distanzen zuliebe engen wir unsere körperliche Beweglichkeit im Auto freiwillig ein – festgesetzt oft für Hunderte von Kilometern. Vielfahrer haben deshalb häufig Rückenschmerzen. Der Autositz produziert die klassischen Bedingungen für »genervte Bandscheiben«: Eine sich über mehrere Jahre stets wiederholende einseitige Belastung durch die weitgehend starre Haltung in einer ungünstigen Wirbelsäulenform. Hinzu kommen die Vibrationen während der Fahrt, die – auch wenn sie noch so gering sind – zermürbend auf die Bandscheiben einwirken. Oft fördert kühle Zugluft das Zusammenziehen der Muskulatur in Nacken und Schulter bis zu unerträglich stechenden Schmerzen, die manchmal ein Leben lang nicht mehr verschwinden. Was kann man tun?

- ➡ Bedenken Sie, ob Sie wirklich immer mit dem Auto in den Urlaub fahren müssen. Dafür sollten Sie vielleicht über Urlaub und Erholung neu nachdenken. Nehmen Sie dabei die neuen Erfahrungen mit der Rückenschule ernst, und prüfen Sie, wann und wobei Sie sich wirklich wohl fühlen und richtig erholen.
- ➡ Fahren Sie nur kürzere Tagesstrecken. Das Problem ist klar: liegt das Urlaubsziel weit entfernt, bedeutet dies viele teure Übernachtungen in Hotels.
- ➡ Passen Sie den Autositz, wenn er Sie schon zu einer starren Haltung zwingt, wenigstens in seiner Form der Wirbelsäulenbiegung an. Das bedeutet, der Wirbelsäule mit einem speziellen Kissen aus dem Sanitätshaus, mit selbstgeformter Watte oder mit einem gerollten Handtuch eine individuelle Unterstützung der natürlichen S-Form im Lendenbereich zu schaffen. Stellen Sie sich außerdem eine entspannende Sitzposition ein.
- ➡ An Ampeln oder im Stau: Machen Sie Dehn- und Räkelbewegungen im Auto: Hände hinter dem Kopf falten, Ellbo-

gen weit nach hinten ziehen; Arme über den Kopf heben und Hände gegen die Wagendecke drücken.

- Denken Sie daran, in etwa stündlichen Fahrpausen einige aus unserem *Aufwärmprogramm* (siehe Seite 20 bis 22) bekannte Mobilisationsübungen zu machen: Räkeln, Schulterkreisen, in den Knien wippend mit schwingenden Armen Luft tief ausstoßen.
  Die *Dehnübungen des Büroprogramms* (siehe Seite 37 bis 38) lassen sich gut am Auto durchführen: Den Kopf im Stehen vorsichtig nach beiden Seiten dehnen und die vordere und hintere Bein- und Hüftbeugemuskulatur beim Aufstützen auf einem Reifen oder dem Türrahmen dehnen.
- Ist der Verkehr unterwegs einmal besonders hektisch, sind Sie gar in eine unfallträchtige Situation geraten, oder macht Sie die Aussicht nervös, durch eine große, Ihnen unbekannte Stadt finden zu müssen, verlassen Sie für wenige Minuten die Fahrbahn und entspannen Sie sich in Ihrem Sitz, vielleicht auch mit Hilfe der Begleitkassette. Hinterher fühlen Sie sich nicht nur *erfrischt*, sondern zugleich *gelassen* und *konzentriert.*

Wenn Sie abends an einem Etappenziel Ihrer Reise ankommen und noch etwas vom Abend und von der neuen Umgebung haben wollen, statt zerschlagen und gerädert auf Ihrem Hotelbett zu liegen, ist eine Entspannungsübung zur Erholung und Konzentration ideal. Man hat außerdem festgestellt, daß Menschen, die eine Entspannungsmethode beherrschen, während des Urlaubs wesentlich schneller in die echte Erholungsphase – sie beginnt normalerweise etwa in der dritten Woche – eintreten als andere.

Unsere Tele-Rückenschule geht langsam zu Ende, und ich hoffe, die Beschäftigung mit Ihrem Rücken ist Ihnen nicht wie Nachsitzen erschienen. Vielleicht haben Sie sich aber schon mehrfach gefragt, was schon die reale Schule dafür tun könnte, daß es weniger erwachsene Rückenschmerzgeplagte gibt? Neuerlich befassen sich die Ergonomen sehr ernsthaft mit den Bänken und Stühlen der Schüler, DIN-Normen wurden zur Pflicht gemacht. Das ist zwar alles schön und gut, doch Schulmöbel können Fehlhaltungen zwar begünstigen, nicht aber verursachen. Wichtiger wäre, das Geradesitzen

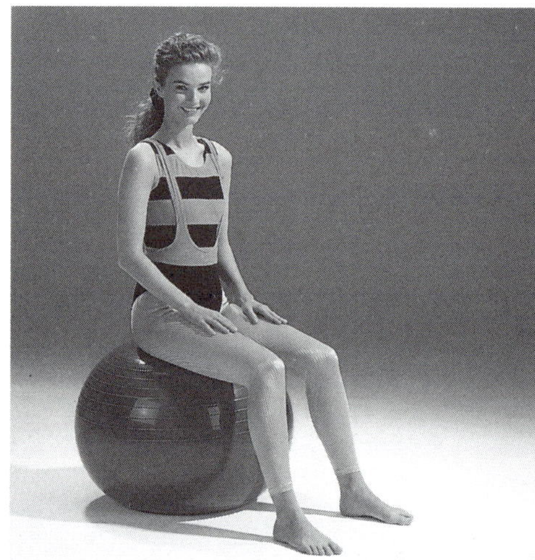

Sitzen auf einem Ball hat viele Vorteile

nicht per Stillhalteappell durchzusetzen. Das Wissen um dynamisches Sitzen müßte sich verbreiten, man sollte also »Hibbeln« nicht nur erlauben, sondern wie in manchen Schweizer Schulen geradezu fördern. Dort sitzen die Schüler nämlich auf großen Bällen, auf denen man sein Gleichgewicht ganz beweglich immer neu herstellen muß. Wird nicht auf dem Ball sitzend gelernt, dürfen diese Schweizer Schüler es im Gehen, Stehen oder auf weichem Untergrund liegend tun.
Voraussetzung dafür, daß so etwas nicht zum Chaos sondern zu produktivem Lernen führt, ist allerdings, daß der Lehrer in der Lage ist, mit einem interessanten Unterricht für Aufmerksamkeit zu sorgen.

Katastrophal, wenn statt dessen 30 Schüler in einem Klassenraum sitzen sollen. Dies müßte den vehementen Protest nicht nur von Eltern hervorrufen. Bei solchen Klassengrößen kann sich beim besten Willen kein Lehrer auf jedes einzelne Kind einlassen. Bestimmte Schüler setzen sich durch, die anderen treten in den Hintergrund. Nur in kleinen Klassen wird ein Kind schon durch den immer neuen direkten Kontakt mit seinem Lehrer zur Aktivität angeregt. Allein dadurch können sich die in allen Kindern angelegten unterschiedlichen Fähigkeiten entfalten, fühlen sich Kinder bestätigt, werden wach und selbstbewußt.
Ohne diese persönliche Ansprache »versakken« viele Schüler auch im körperlichen Sinne, die aktive Streckung weicht aus einem unbeteiligten Kind, der Kopf und die Schultern fallen schwer vornüber – die Rükkenschmerzkarriere ist vorprogrammiert.
Was können Eltern tun? Zunächst natürlich für kleinere Klassen eintreten. Und zwingen Sie Ihre Kinder unter keinen Umständen frühzeitig in ein Rückenschulprogramm. Treffend erscheint mir der Hinweis im Buch »Rückenschmerzen« der Stiftung Warentest (siehe auch Seite 61): »Dauerhafte Zuwendung, Liebe und Anerkennung beeinflussen Haltungsstörungen weitaus wirkungsvoller als spezielle Körperübungen oder elterliche Ermahnungen.« Positives bewirken wir schon, wenn wir Bewegungsspielräume nicht einengen, sondern erweitern, Bewegungen zulassen, wenn wir Kinder nicht am Toben hindern, sondern dafür eintreten, daß sie wieder auf unseren Straßen, Plätzen und in Gärten spielen!

In dieser achten und letzten Woche der Tele-Rückenschule folgt verabredungsgemäß keine neue Kraft- und Dehnübung mehr, sondern wir wollen den Übergängen zwischen den drei letzten Übungen unsere Aufmerksamkeit schenken. Dabei haben wir das Ziel, den Ablauf der Gymnastik zu harmonisieren und keine Unterbrechungen unserer Achtsamkeit hinsichtlich unserer Haltung, der gleichmäßigen Atmung und des Bewegungsablaufs zu provozieren.
Also auch *zwischen* den eigentlichen Übungen setzen Sie Ihre Beobachtungen fort: Welche Muskeln spüren Sie bei der Ausführung einer Bewegung, was wird gedehnt, wie fühlt sich der gedehnte Körperteil vorher und hinterher an? Was wird vielleicht gedrückt oder gequetscht, was passiert mit Ihrem Atem? Kommt er in Einklang mit der Bewegung?
Und auch solche Beobachtungen sind wichtig: Macht Ihnen die Übung heute mehr oder weniger Spaß, haben Sie heute etwas Neues bemerkt? Oder hoffen Sie, daß das Programm bald vorüber ist und daß sich dann wie aus heiterem Himmel irgendwann tolle Wirkungen einstellen?

Aufwärmen

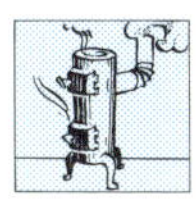

Bereiten Sie sich mit den Übungen von Seite 20 bis 22 auf das Gymnastikprogramm vor.

Die Übergänge

- Nach der *Mondsichel* (siehe Seite 33) liegen Sie auf dem Rücken. Finden Sie wieder eine gerade Rückenlage, beide Arme locker neben dem Körper.
- Für die *Kräftigung der Bauchmuskulatur* (siehe Seite 44) stellen Sie beide Beine auf und drücken abwechselnd eine Hand und das gegenüberliegende Knie gegeneinander. Nach den Übungen legen Sie die Beine ab, strecken Ihre Arme über dem Kopf lang aus und drehen sich dann über eine Seite – mit Hilfe des Gewichts des angewinkelten äußeren Beines – in die Bauchlage.
- Für die *Dehnung der Bauch- und der vorderen Oberkörpermuskulatur* (siehe Seite 44) ziehen Sie sich aus der Bauch-

lage – bei gestreckten Armen, den Kopf gerade in der Verlängerung des Rükkens – in die orientalische Gebetsposition. Nach dieser Dehnung richten Sie sich in den Fersensitz auf.

- Aus dem Fersensitz gehen Sie über in den *Vierfüßerstand mit Unterarmstütz* (siehe Seite 49). Ihre Knie setzen Sie für diese Übung ein Stückchen hinter die Hüftgelenke. Nach der Übung, bei der Sie die Knie abheben, richten Sie sich wieder in den Fersensitz auf und entspannen für kurze Zeit Rücken und Schultern.
- Danach begeben Sie sich zur *Dehnung der hinteren Oberschenkelmuskulatur* (siehe Seite 50) über den angedeuteten Vierfüßerstand in die Rückenlage. Haben Sie rechtes und linkes Bein gedehnt und wieder abgelegt und in die Muskulatur hineingespürt, nehmen Sie Ihre Arme gestreckt über den Kopf und drehen sich auf die schon bekannte Weise in die Bauchlage.
- Sie liegen jetzt für das *Kraulen* (siehe Seite 53) bereit und können konzentriert die Muskelspannung von den Füßen her aufbauen und die Arme wie beschrieben bewegen.
- Rollen Sie danach wieder in die Rükkenlage zur *Dehnübung* (siehe Seite 54) mit angezogenen und umfaßten Oberschenkeln, mit auf dem Boden ruhendem Kopf.

Entspannungsübung

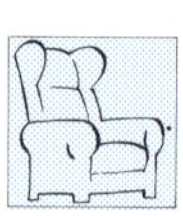

Eine Übung, die zu den Themen Auto und Urlaub paßt, ist eine sogenannte Phantasiereise. Lassen Sie sich dafür etwas mehr Zeit und wählen Sie eine längere Entspannungsmusik, eventuell auch eine, die aus dem Land stammt, in dem Sie gerne Urlaub gemacht haben. Voraussetzung ist allerdings: Die Musik darf nicht zu lebhaft sein und muß Ihnen eine Beruhigung von Körper und Seele ermöglichen. Aufwühlender Flamenco beispielsweise wäre als Begleitung für Ihre Entspannungsübungen nicht geeignet.

Nachdem Sie sich nun zunächst selbst in einen angenehm entspannten Zustand gebracht haben – gleich, ob über die progressive Muskelentspannung, die Reise durch den Körper oder das autogene Training –, wenden Sie Ihre Aufmerksamkeit von Ihrem Körper hin zu einer Urlaubssituation, in der Sie sich besonders wohl gefühlt haben. Das kann eine Bergwanderung sein, ein Spaziergang über eine Wiese, das Liegen im Gras, ein Besuch in einer fremden Stadt oder ein Spaziergang an einem schönen Strand entlang. Setzen Sie an irgendeinem Punkt Ihrer Erinnerung ein, und lassen Sie dann Ihre Phantasie sich ganz allein weiter mit diesem Urlaubserlebnis beschäftigen. Lenken Sie nichts, es sei denn, Ihre Gedanken schweifen ab.

Bleiben Sie eine Weile ganz in dieser Phantasiereise, springen Sie zum Beispiel auch nicht von einem Strand zu einem anderen.

Ihre Phantasie muß die Möglichkeit haben, sich selbständig immer weiter und immer detaillierter in dies eine Urlaubserlebnis zu vertiefen. Sie werden dann erleben, wie bereichernd so eine Aufnahme realer Erinnerungen in der Entspannung sein kann. In meinem Gedächtnis zwar gespeicherte, aber im Alltag nur schwer zu mobilisierende Erinnerungsstücke treten in der Entspannung unter Umständen wieder äußerst lebhaft vor mein inneres Auge.

Für viele schöne Erlebnisse wäre es schade, wenn sie nach und nach in der Erinnerung verblaßten. In grauen Stunden kann solch eine Phantasiereise auch meine Vorfreude auf den nächsten Urlaub wecken, vielleicht auch zur Klärung meiner eigenen Wünsche beitragen.

Zum Schluß

Ich wünsche mir, daß Ihnen dieses Buch viel praktischen Nutzen bringt. Es kommt mir vor allem auch darauf an weiterzugeben, daß Rückenschmerzen selten das Ergebnis allein von falschen Haltungen sind, daß sie uns oft auch signalisieren, daß da in uns noch Wünsche und Bedürfnisse verzweifelt danach drängen, respektiert zu werden, denen wir aber oft erst *auf die Spur kommen müssen,* weil wir sie – aus welchen Gründen auch immer – vor uns selbst geheimzuhalten trachten. Um den Preis bitterster, am Ende oft chronischer Schmerzen ...

Schmerzen und übermäßiger Verschleiß haben wenig mit Erbanlagen zu tun oder damit, daß wir vierzig, sechzig oder achtzig Jahre alt sind.

Wichtiger ist unsere persönliche Geschichte und unser Lebensstil: Daß wir *beweglich* sind, darauf kommt es in der Tat an, körperlich, geistig, psychisch und sozial, das heißt, in unseren Kontakten mit anderen Menschen beweglich bleiben.

Mit dieser Art von Beweglichkeit läßt sich Wohlbefinden bis ins hohe Alter hinein erhalten.

Musikempfehlungen

Klassisch

F. Chopin: Preludes, Opus 28, Nummer 15

C. Debussy: Clair de lune

W. A. Mozart: Klavierkonzert A-Dur, KV 488, Adagio, Largo

W. A. Mozart: Klavierkonzert A-Dur, KV 622, Adagio

W. A. Mozart: Eine Kleine Nachtmusik, Andante

W. A. Mozart: Konzert für Flöte und Harfe, KV 299, Andantino

J. Pachelbel: Kanon und andere Barockstücke

A. Vivaldi: Konzert für Pikkoloflöte und Orchester, C-Dur

Modern

Georg Deuter: Nirvana Road – Extasy – Cicada – Celebration – Silence is the answer

Flackus; Wiesenhüter: Meditationsmusik

Kitaro: Silk Road 1 + 2 – Silver Cloud – Oasis

Mike Oldfield: Tubular Bells

Mike Rowland: The Fairy Ring

Egon Wellenbrink: Meditationen

Gheorghe Zamfir: Goldene Panflöte

Die Entspannungsmusiken der BREMER GESUNDHEITSWERKSTATT CD, telefonisch zu bestellen unter: 0 54 41/97 71 07 oder bei IC/DigIt Musik GmbH, Auf dem Esch 8, 49356 Diepholz

Literaturempfehlungen

Kempf, Hans-Dieter: Die Rückenschule. Das ganzheitliche Programm für einen gesunden Rücken. Reinbek bei Hamburg, Rowohlt Verlag 1990

Kruse, P., Pavlekovic, B., Haak, K.: Autogenes Training. Der Weg zum Wohlbefinden. Niedernhausen, FALKEN Verlag, 1992

Keil, Annelie: Gezeiten, Leben zwischen Gesundheit und Krankheit.
Kassel, Prolog Verlag 1988

Bücher mit Audiokassette

Haak, K., Kallinke, D.: Schmerzbewältigung. Niedernhausen, FALKEN Verlag 1996

Gollub, M., Haak, K.: Augentraining. Niedernhausen, FALKEN Verlag 1996

Haak, K., Kruse, P.: Autogenes Training für Kinder. Niedernhausen, FALKEN Verlag 1993

Videos mit Entspannungsanleitungen

BREMER GESUNDHEITSWERKSTATT und FALKEN Verlag:

- Tele-Partnermassage (6131)
- Autogenes Training (6132)
- Tele-Rückenschule (6108)
- Fußreflexzonenmassage (6136)
- Autogenes Training für Kinder (6135)
- Schmerzbewältigung (6195)
- Gymnastik für die Halswirbelsäule (6212)
- Augentraining (6230)
- Fasten (6241)

Nützliche Adressen

Deutschland

Aktion Gesunder Rücken e.V.
Postfach 1361
27423 Bremervörde
Tel. 0 47 61/97 91 79
Fax. 0 47 61/97 91 80

Forum: Gesunder Rücken – besser leben e.V.
Friedrichstraße 14
65185 Wiesbaden
TEl. 06 11/37 42 25
Fax. 06 11/9 10 07 08

Bundesverband der deutschen Rückenschulen e.V.
Rosenheimer Straße 53
83043 Bad Aibling
Tel. 0 80 61/59 00
Fax. 0 80 61/59 71

Motio
Institut für ganzheitliche Bewegung und Gesundheitsprogramme
Ehrmannstraße 6
76135 Karlsruhe
Tel. 07 21/8 20 64 56
Fax. 07 21/8 20 64 59

Österreich

Wirbelsäulenzentrum
Göstringerstraße 149
A-8051 Graz

Schweiz

Schweizerischer Verband für Sport in der Schule
Urs Illi
Neubrückstraße 155
CH-3012 Bern

Register

Halbfette Seitenzahlen verweisen auf eine ausführliche Erläuterung des Begriffs und *kursive* auf Abbildungen.